W0405091

Sandra Temmen

7 WOCHEN
7 CHAKREN

Sandra Temmen

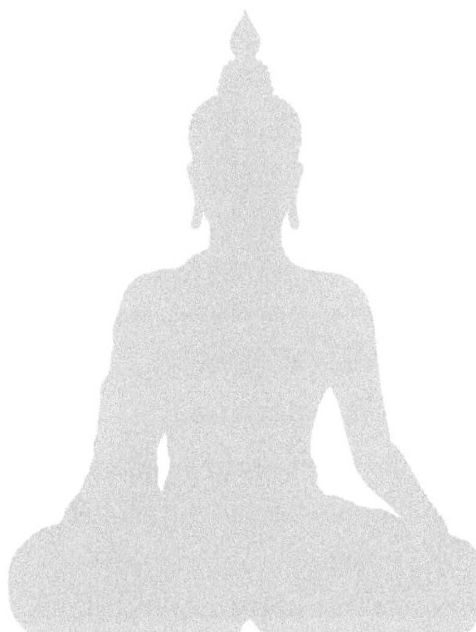

7 WOCHEN
7 CHAKREN

Mit Yoga, Chakra Meditation und Selbstheilungstechniken
zu innerer Kraft, geistiger Gesundheit
und spirituellem Wachstum

Impressum

Deutschsprachige Erstausgabe Mai 2021
Copyright © 2021 Sandra Temmen
vertreten durch Matthias Gollan

Matthias Gollan
Henricistraße 2
45136
Deutschland

Alle Rechte vorbehalten
Nachdruck, auch auszugsweise, nicht gestattet
Das Werk, einschließlich seiner Teile, ist urheberrechtlich geschützt. Jede Verwertung ist ohne Zustimmung des Verlages und des Autors unzulässig. Dies gilt insbesondere für die elektronische oder sonstige Vervielfältigung, Übersetzung, Verbreitung und öffentliche Zugänglichmachung.

1. Auflage

Covergestaltung: Ladyart GFX (sharisl)
Satz: Michael Frank
Illustration: Matthias Gollan
Lektorat: Martina Müller
Druck: epubli, ein Service der neopubli GmbH, Berlin

Bildnachweis

© depositphotos.com
Buddha-Silhouette Aquarell-Hintergrund: Varvara Gorbash; Namasté Handgeste: Wondersketch; Chakra-Symbole: cienpies; Silhouette mit Chakren und Nadis: Furian; Auraschichtdiagramm: Furian; Verschiedene Edelsteine: vvoenny; Chakra Symbole: Azazelka

© shutterstock.com
Verschiedene Yoga-Posen: Babkina Svetlana

Haftungsausschluss

Die hier dargestellten Inhalte dienen ausschließlich der neutralen Information, Weiterbildung und Unterhaltung. Sie stellen keine Empfehlung oder Bewerbung der beschriebenen oder erwähnten diagnostischen Methoden oder Behandlungen dar. Der Text ersetzt keinesfalls eine medizinische Beratung durch einen Arzt oder Apotheker und er darf nicht als Basis zur eigenständigen Diagnose und Beginn, Änderung oder Beendigung einer Behandlung von Krankheiten verwendet werden. Bei gesundheitlichen Fragen, Beschwerden oder Problemen konsultieren Sie immer Ihren Arzt!

Inhaltsverzeichnis

Einleitung

Namasté!

Sei gegrüßt liebe/r Leser/in.
Schön, dass dieses Buch den Weg zu Dir gefunden hat! Es soll Dich auf dem Weg zu Deiner inneren Mitte begleiten, Blockaden und Barrieren lösen und Dir dazu verhelfen, Dein Leben besser und bewusster zu gestalten. Lass uns loslegen!

Aber Stopp, was genau bedeutet eigentlich »Namasté«?!

Die indische Begrüßung steht für die Überzeugung, dass jedem Menschen ein göttlicher Funke innewohnt, der sich im Herzchakra, also auf Brusthöhe, befindet. Deshalb legen die Inder die Hände zum Gruß auf dieser Höhe zusammen, um ihre eigene Seele und die ihres vis-à-vis, also ihres Gegenübers, zu würdigen. Wörtlich übersetzt aus dem Sanskrit bedeutet »Nama« *verbeugen*, »as« *ich* und »te« *Du*. Sinngemäß bedeutet »Namasté« also *Ich verbeuge mich vor Dir*. Begrüßt Dich jemand mit zusammengeführten Händen, die er vor dem Herzen hält, verschlossenen Augen und dem Kopf zur Brust geneigt, handelt es sich um einen Ausdruck von Respekt. Eine weitaus tiefere Ehrerbietung wird gezeigt, wenn die Hände zuerst zwischen den Augen beziehungsweise dem Dritten Auge zusammengefaltet und dann zum Herzen geführt werden und gleichzeitig Namasté ausgesprochen wird.

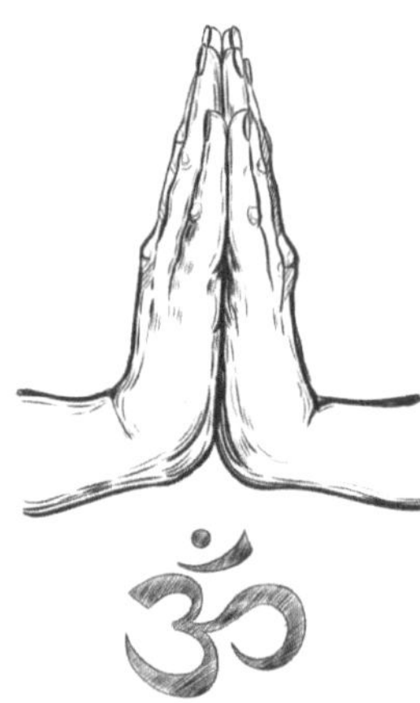

Namasté: Ich verbeuge mich vor Dir

Sanskrit bezeichnet unterschiedliche Ausprägungen der altindischen Gelehrten-Sprache. Viele religiöse Schriften und mündliche Überlieferungen im Hinduismus und Buddhismus wurden ursprünglich in Sanskrit verfasst. Die Sprache gilt bis heute als äußert rein und heilig.

Das Herzchakra ist eines von insgesamt sieben Hauptchakren, die sich in unserem Körper befinden. Sie sind die Zentren unserer spirituellen Kraft. Eine Kraft, die Du hin und wieder vielleicht schon in Dir bemerkt hast. Wir kennen es alle: Manchmal durchströmen uns unsere Emotionen wahrhaftig. Wenn die Wut in unserem Körper aufsteigt und unser Magen nur so brodelt. Wenn uns Freude und Aufregung ganz hibbelig werden lassen oder wenn kleine Schmetterlinge an unserer Bauchwand kitzeln und uns kurz zusammenzucken lassen. In solchen Momenten und jedes Mal, wenn Du verschiedene Gemütserregungen verspürst, tangierst Du auch bestimmte Chakren. Denn jedes Gefühl, jeder Gedanke und jedes Wort läuft energetisch durch Deinen Körper und beeinflusst Deinen inneren Energiefluss – und das sowohl positiv als auch negativ. So kann ein Gefühl Blockaden verursachen oder sie wiederum lösen. Dein Energiefluss hängt ebenfalls mit Deiner physischen Gesundheit zusammen – vielleicht kennst Du bereits das Dreieck von Körper, Geist und Seele – aber dazu später mehr. Dein Körper ist mit Tausenden Chakren ausgestattet, wobei die sieben Hauptchakren, die Du in diesem Buch kennenlernen wirst, eine besondere Bedeutung einnehmen. Denn sie stehen für das gesamte Spektrum unserer Lebensthemen.

Im ersten Teil des Buches wird daher erst einmal Dein eigenes inneres Lexikon ausgestattet. Du erfährst das Wichtigste über die feinstoffliche Energiewelt, die uns umgibt und über die lebensaktivierende Energie Prana. Zusätzlich wirst Du behutsam in die Qualitäten und die Kräfte der Chakren eingeführt, damit Du verstehst, wie sich Störungen äußern können und warum es so wichtig ist, die Chakren im Gleichgewicht und frei von Dysbalancen zu halten. All das wird Dir in diesem Buch genau erklärt und das in verständlichen Worten. Diese Grundlagen sollen Dir eine Orientierungshilfe bieten, um Dich in der Welt der Chakren zurechtzufinden. Es wird Dir außerdem dabei helfen, Deine Erfahrungen und Gefühle besser verstehen, einordnen und verarbeiten zu können.

Der zweite Teil dieses Buchs versteht sich als Praxisteil und gliedert sich in sieben Teile beziehungsweise Wochen. Pro Kapitel wird eines der sieben Hauptchakren ganzheitlich und detailliert vorgestellt. Bei der ausführlichen Beschreibung werden die physischen und psychischen Einflussbereiche, die Wirkung des jeweiligen Chakras sowie mögliche Blockaden und Störungen vorgestellt. Mit Hilfe von praxisorientierten Übungen und bewährten Heilmethoden aus den unterschiedlichen Bereichen wie Yoga und Meditation, Aromatherapie, Heilsteine und Ernährung erhältst Du eine konkrete Anleitung zur Harmonisierung des jeweiligen Chakras und zur Aktivierung Deines Energieflusses.

Was meinst Du? Sollen wir starten?

1. Die kraftvolle Welt der Chakren

1.1 Die feinstoffliche Energiewelt

Eincremen und pudern, zupfen und glätten, Falten entfernen und Fettabsaugen. Das Streben nach körperlicher Schönheit und Wohlbefinden ist heutzutage präsenter denn je. Wir treiben Sport, kämpfen uns durch radikale Crash-Diäten und manchmal wird der lang ersehnten Attraktivität auch mit dem Skalpell nachgeholfen. Wir verfolgen einen wahren Schönheitskult, um dem gesellschaftlichen Ideal eines perfekten Körpers bestmöglich zu entsprechen. Bei all diesen Bemühungen, die wir in Form von Zeit, Geld und Energie in unsere physische Gesundheit beziehungsweise unsere grobstoffliche Hülle investieren, scheint es nicht allzu verwunderlich, dass die psychische und seelische Gesundheit vielfach auf der Strecke bleibt. Denn genau wie ein schöner und ästhetischer Körper Training und Pflege benötigt, so brauchen Geist und Seele ebenfalls unsere Zuwendung und Hingabe, um zu erblühen.

Die World Health Organisation (kurz: WHO) definiert Gesundheit als: »...ein Zustand vollständigen körperlichen, seelischen und sozialen Wohlbefindens und nicht nur das Freisein von Krankheit oder Gebrechen.«

Durch verschiedene Formen der Energiearbeit kannst Du ihnen diese Aufmerksamkeit zuteil werden lassen und die Balance zwischen Körper, Geist und Seele wiederherstellen. Die Arbeit mit Deinen Chakren setzt genau hier an, da sie sich im Wesentlichen darauf konzentriert, einen gleichmäßigen und nachhaltigen Energiefluss sicherzustellen.

Aber was genau versteht man eigentlich unter Energie und Energiearbeit?

In beinahe allen spirituellen Strömungen und esoterischen Weltanschauungen ist die (Lebens-)Energie ein zentraler Kernaspekt, der für das körperliche, geistige und seelische Wohlbefinden verantwortlich ist. Der Mensch braucht sie, um sich zu bewegen, um zu denken und um zu leben. Das Wort *Energie* leitet sich vom altgriechischen Begriff »energeia« ab und bedeutet so viel wie Wirksamkeit und Kraft. Bist Du voller Energie, dann fühlst Du Dich optimistisch, glücklich und im Einklang mit Dir selbst. Du könntest gewissermaßen Bäume ausreißen und nichts kann Dich aufhalten.

Ist Dein Energiefluss hingegen blockiert, fühlst Du Dich müde, kraftlos und ausgelaugt. Die Anwendungsbereiche der Energiearbeit sind dementsprechend vielfältig und umfassen beispielsweise:

- Unterstützung von Heilungs- und Entwicklungsprozessen
- Stärkung der Abwehr- und Selbstheilungskräfte
- Reinigung und Entgiftung des Energiesystems
- Bewältigung von Stress und Drucksituationen
- Veränderung von emotionalen Verhaltensmustern
- Auflösung von limitierenden Glaubenssätzen
- Umgang mit emotionalem Ballast und Negativität

Wenn es darum geht, mit unseren Energien zu arbeiten, dann macht sich bei vielen Menschen automatisch ein gewisses Misstrauen und eine Skepsis breit. Denn die reine Vorstellung von einem gestörten Energiefluss oder einer Energieblockade scheint erst mal äußerst abstrakt. Aber nur, weil man bestimmte Dinge weder sehen noch anfassen kann, heißt das nicht, dass sie nicht existieren. Das hat bis hierhin noch nichts mit Esoterik oder Spiritualität zu tun, sondern ist vollkommen normal und wissenschaftlich belegt. Denn Energie existiert in den unterschiedlichsten Formen und kann sich sowohl grobstofflich als auch feinstofflich manifestieren. Als grobstofflich beziehungsweise materiell bezeichnen wir all das, was physisch sichtbar und messbar ist. Im Kontrast dazu steht die feinstoffliche und nicht-materielle Ebene, die für das menschliche Auge nicht direkt erkennbar, sondern nur durch die übersinnliche Wahrnehmung spürbar ist.

Analog zum physischen Körper, der an die grobstoffliche Ebene gebunden ist, existiert in der energetischen Lehre zusätzlich ein feinstofflicher Körper, der auch als Energiekörper bezeichnet wird. Verbunden werden Deine physische Hülle und Dein feinstofflicher Energiekörper durch Deine Chakren.

Grobstofflicher Körper	**Feinstofflicher Körper**
- Physische Hülle - Materielle Bedürfnisse - Sinnliche Wahrnehmung - Vergänglich und sterblich - Besteht aus Organen, Knochen und Blut - Nährt sich aus den fünf Elementen	- Geist und Seele - Spirituelle Bedürfnisse - Außersinnliche Wahrnehmung - Unvergänglich und unsterblich - Besteht aus Chakren, Nadis und der Aura - Speichert Gefühle, Gedanke, Erinnerungen, Emotionen und die Persönlichkeit

Es handelt sich hier also nicht um zwei gegensätzlich und sich ausschließende Dinge, sondern vielmehr um zwei Seiten derselben Medaille, die sich gegenseitig beeinflussen. Die lateinische Redewendung »Mens sana in corpore sano«, die übersetzt so viel bedeutet wie *Ein gesunder Geist wohnt in einem gesunden Körper*, bringt dies in nahezu perfekter Weise auf den Punkt.

Über die Jahrtausende hinweg haben sich verschiedene Praktiken und Methoden etabliert, um den Energiefluss und Energieaustausch zu harmonisieren. Während in der indischen Kultur vorrangig Yoga praktiziert wird, wird in Japan primär Reiki genutzt. In anderen fernöstlichen und asiatischen Kulturen prägen Thai Chi, Chi Gong oder Aikido die Energiearbeit und das Bestreben die feinstofflichen Energien wieder zurück in die richtigen Bahnen zu lenken. All diese Formen der Energiearbeit helfen dabei, die körperliche Gesundheit, die emotionale Stabilität und das seelische Gleichgewicht zu erhalten und zu stärken.

Chakren sind Kraftzentren, die unseren physischen Körper mit dem Energiekörper verbinden.

In diesem Buch sind es vor allem praxisorientierte und bewährte Methoden der Yoga-Lehre, die Dich auf Deiner Reise unterstützen sollen. Fühle Dich dennoch ermutigt, verschiedene Ansätze und Techniken ergänzend auszuprobieren, die Du vielleicht bereits an anderer Stelle kennengelernt hast.

Denn die Arbeit mit Deinen Chakren ist ein vielschichtiger Prozess, der Deine Wahrnehmung für die feinstofflichen Energien schulen und ein ausgeprägtes Bewusstsein für Körper, Geist und Seele schaffen soll. Damit erhältst Du Zugang zu einem oftmals ungenutzten und ungeahnten Potenzial, das in Dir schlummert. Anders als beim Muskeltraining, das sich nur auf einen Teil Deines Körpers beschränkt, verfolgt die Chakren-Lehre einen ganzheitlichen Ansatz. Denn letzten Endes sind unsere Gefühle, Gedanken und Handlungen allesamt miteinander verbunden und beeinflussen sich gegenseitig:

»Deine Überzeugungen werden Deine Gedanken,
Deine Gedanken werden Deine Worte,
Deine Worte werden Deine Taten,
Deine Taten werden Deine Gewohnheiten,
Deine Gewohnheiten werden Deine Werte,
Deine Werte werden Dein Schicksal.«
- Mahatma Gandhi –

1.2 Prana – die lebensaktivierende Energie

Stell Dir die Welt vor. Stell Dir einen Baum, einen Vogel, einen Stein vor. Ein Haus, einen Menschen, einen Hund. Einen Apfel, einen Teller, einen See. Und nun stell Dir vor, wie all diese Dinge miteinander verknüpft sind. Stell Dir vor, wie durch sie hindurch ein unsichtbarer Faden fließt, sie verbindet und sie erfüllt. Das alles ist Prana, die Lebensenergie, die uns alle miteinander verknüpft.

Prana (Sanskrit) – übersetzt bedeutet es Lebenshauch oder Lebensatem. Im Hinduismus wird von Leben, Lebensenergie oder Lebenskraft gesprochen.

Die Yogis beschreiben Prana als feinstoffliche und kosmische Lebensenergie, die alles um uns herum umgibt. Für sie ist die gesamte Schöpfung eine Manifestation dieser Energie. Der Begriff stammt aus dem altindischen Sanskrit und lässt sich wörtlich mit *Atem* oder *Lebenshauch* übersetzen. Im tantrischen Hinduismus sowie im Buddhismus symbolisiert Prana damit die Lebenskraft und den Lebensatem. Als Urkraft des Lebens selbst verbirgt sich die kosmische Lebensenergie hinter den fünf Elementen Erde, Wasser, Feuer, Luft und Äther und kann über diese aufgenommen werden:

- Erde (»Privti«): in Form von Nahrung, die wir zu uns nehmen
- Wasser (»Apas«): in Form von Flüssigkeit, die wir zu zu nehmen
- Feuer (»Tejas«): in Form von Sonnenlicht
- Luft (»Vayu«): in Form von Luft, die wir atmen
- Äther (»Akasha«): in Form von Energie, die wir durch andere Menschen oder durch Kraftorte erhalten

Aber nicht nur die Yogis kannten die lebensaktivierende Energie. Wie bereits zuvor erwähnt, findet sich das Konzept einer lebensspendenden und alles durchdringenden Kraft in zahlreichen Kulturen und spirituellen Traditionen über den gesamten Globus hinweg wieder. Die alten Griechen nannten sie »Pneuma«, von den chinesischen Taoisten wird sie als »Chi« (auch »Qi« oder »Ki«) bezeichnet und für die Hebräer findet die dynamische und omnipräsente Energie ihren Ausdruck in dem Wort »Ruach«.

Prana fließt also nicht nur durch den Menschen, sondern durch die gesamte Erde und das Universum. Es findet seine materielle Manifestation in allen Dingen und Lebewesen. In jeder Sekunde unseres Lebens versorgt uns diese Kraft mit *Leben*. Permanent nimmst Du sie auf: über die Atmung, Deine Nahrung und mit jeder Bewegung. Damit es Dir möglich ist, vollständig von der geistigen und körperlichen Energie zu profitieren, ist es wichtig, dass Prana ungehindert und gleichmäßig durch Deinen gesamten Körper strömen kann. Wenn das der Fall ist, wirst Du ein hohes Maß an Gesundheit, Wohlbefinden und Lebensfreude verspüren. Energetische Blockaden im menschlichen System und ein Energiemangel hingegen, können zu einem Energieverlust und einer Unterversorgung bestimmter Körperbereiche führen, was zu körperlichen Beschwerden und seelischen Problemen führen kann.

Ist das Prana harmonisch und stark, dann bedeutet dies Gesundheit. Sollte das Prana schwach und unharmonisch sein, dann kann dies eine Erkrankung mit sich führen.

Wird es extrem gesehen, dann ist Prana der Unterschied zwischen Leben und Tod. Nehmen wir mal an, Du siehst eine Leiche. Was siehst Du? Richtig, einen toten Körper. Doch in der feinstofflichen Energielehre wird etwas ganz anderes gesehen. Der Astralkörper verlässt mit seinem Prana den toten physischen Körper. Das ist der Grund, warum sich ein toter menschlicher Körper anders anfühlt, als ein Körper, der schläft oder absolut entspannt ist. Das ist selbst dann der Fall, wenn der Atem besonders flach ist, sodass dieser kaum wahrzunehmen ist.

1.3 Die Nadis – Leitungen, die den Motor mit Energie versorgen

Die kosmische Lebenskraft Prana ist also gleichermaßen wichtig für Körper, Geist und Seele und versorgt sie mit Energie. Sie bewegt sich dabei allerdings nicht willkürlich und chaotisch durch den Energiekörper, sondern in geregelten und feinstofflichen Bahnen, den sogenannten »Nadis«. Der Begriff stammt aus dem Sanskrit und kann mit *Kanal*, *Fluss* oder *Röhre* übersetzt werden. Die yogische und ayurvedische Lehre beschreibt ein ganzes Netzwerk von mehreren Tausend Nadis, durch das die Ströme des Prana fließen können, um alle Teile des Körpers zu energetisieren und erhalten. Stell sie Dir am besten vor, wie kleine Nervenbahnen, die die energetischen Reize, die sie erhalten, verarbeiten und an die richtige Stelle in Deinem Körper weiterleiten.

Die ayurvedische Lehre wird von vielen als die älteste Heilwissenschaft der Welt angesehen. Die traditionelle indische Heilkunst ist mehr als 5.000 Jahre alt, lässt sich mit *Wissenschaft vom Leben* übersetzen und geht davon aus, dass Gesundheit und Wohlbefinden von einer engen Verbindung zwischen Körper, Geist und Seele abhängen. Ihr Ziel ist es, ein Gleichgewicht dieser Kräfte herzustellen und die Selbstheilungskräfte zu aktivieren.

Warum sind die Nadis so wichtig?

Die indische Gesundheitslehre geht davon aus, dass die Lebensenergie Prana zuerst von unseren Energiezentren – den »Chakren« – aufgenommen wird, um dann anschließend an unser Nadi-System weitergeleitet zu werden. Genau wie Deine Adern das Blut durch den physischen Körper transportieren, um ihn mit Nährstoffen zu versorgen, so stellen die Nadis den Transport von Vitalenergie zu allen wichtigen Stellen Deines Energiekörpers sicher, um seine Funktionsfähigkeit aufrechtzuerhalten. Ist der Energiefluss gestört oder sogar blockiert, kommt es zu einer Unterversorgung. Dein innerer Akku hat dann gewissermaßen nur noch 71 % von 100 %. Das wiederum wirkt sich auf Dein physisches, also körperliches und auch auf Dein psychisches also mentales und geistiges Wohlbefinden aus.

Alte yogische Texte sind sich nicht einig über die tatsächliche Anzahl der Nadis im menschlichen Körper. Je nach Überlieferung sollen insgesamt rund 72.000 dieser subtilen Energieleiter in uns existieren. In älteren Schriften wird sogar von weit über 300.000 gesprochen. Letzten Endes ist diese Zahl aber auch nicht von Bedeutung, da es lediglich drei Hauptnadis sind, die in der spirituellen Praxis eine übergeordnete Rolle spielen: Die Nadis »Ida«, »Pingala« und »Sushumna«.

Sushumna gilt als zentraler Hauptkanal, der seinen Ursprung am Kanda – also an der Basis der Wirbelsäule zwischen Beckenboden und Bauch – hat und sich von dort aus vertikal entlang der Wirbelsäule bis hin zur Schädeldecke zieht. Die Nadis Ida und Pingala werden in der Regel als zwei schlangenförmige Energiekanäle dargestellt, die ihren Ursprung ebenfalls am Kanda haben und von dort aus spiralförmig aufsteigen und sich um die Wirbelsäule beziehungsweise um den Hauptkanal Sushumna Nadi winden. Vielleicht kommt Dir dieses Muster bekannt vor? Die Hauptbahnen der Lebensenergie Prana bilden nämlich ein Doppelhelix-Muster, das an die Form und Struktur der menschlichen DNA erinnert und die Grundlage allen Lebens darstellt. An jedem Punkt, an dem sich die drei Hauptnadis kreuzen, entsteht ein Energiewirbel an dem sich ein (Haupt-)Chakra bildet.

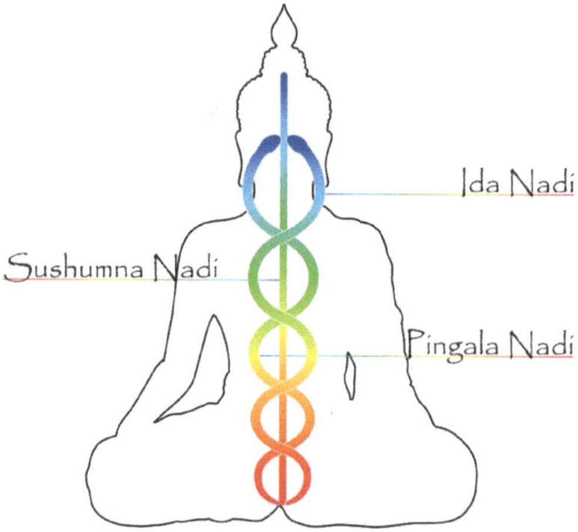

Die Nadis – Sushumna, Ida und Pingala

Die Hauptenergiebahnen des Prana (Ida, Pingala und Sushumna) verknüpfen die sieben Hauptchakren miteinander.

Pingala Nadi – der Träger der Sonnenenergie

Pingala verkörpert das männliche Prinzip. Der Energiekanal steht symbolisch für das rationale, strukturierte sowie logisch-analytische und transportiert die positiv-geladene, belebende Sonnenenergie. Weiterhin repräsentiert er Aktivität und Dynamik. Er beginnt am Kanda und windet sich dann entlang der Wirbelsäule hinauf, wo er sich mit den Nadis Sushumna und Ida an jedem (Haupt-)Chakra kreuzt und schließlich im rechten Nasenloch endet. Das ist auch der Grund, warum Pingala mit der Dominanz der linken Gehirnhälfte assoziiert wird, die maßgeblich für unser analytisches und rationales Denken verantwortlich ist.

Ida Nadi – der Träger der Mondenergie

Ida verkörpert das weibliche Prinzip. Die feinstoffliche Energieleitbahn steht symbolisch für das intuitive, emotionale sowie kreative und transportiert die negativ-geladene und regenerative Mondenergie. Weiterhin repräsentiert sie Ruhe und Gelassenheit. Sie beginnt ebenfalls an der Basis der Wirbelsäule und läuft dann die zentrale Achse des Körpers hinauf, wo sie sich mit den Nadis Sushumna und Pingala an jedem einzelnen (Haupt-)Chakra kreuzt und schließlich im linken Nasenloch mündet. Das ist auch der Grund, warum Ida mit der Dominanz der rechten Gehirnhälfte assoziiert wird, die für unsere Kreativität, unsere künstlerischen Fähigkeiten und die Verarbeitung unserer Sinneseindrücke verantwortlich ist.

Sushumna Nadi – der Hauptkanal

Sushumna Nadi gilt als wichtigster Energiekanal im menschlichen Körper, in dem sich die Mond- und Sonnenenergie vereinen. In der harmonischen Verbindung von männlicher und weiblicher Urenergie liegt der Schlüssel zu einer bewusstseinsübersteigenden und transzendentalen Kraft. Die esoterische Yoga-Lehre bezeichnet diese als »Kundalini«, was übersetzt so viel wie *Schlangenkraft* bedeutet. Die ätherische Kraft der Kundalini wird daher oftmals symbolisch als zusammengerollte und schlafende Schlange dargestellt, die an der Basis der Wirbelsäule ruht. Durch den Einklang von Ida und Pingala wird die Kundalini erweckt und steigt über den Sushumna Nadi entlang der Wirbelsäule auf. Auf ihrem Weg passiert und aktiviert sie alle Nadis und Chakren durch ihre universelle Kraft und verbindet diese miteinander. Die Erweckung der schlafenden Schlange ist das oberste Ziel eines jeden Yogis, um den höchsten Punkt der Erleuchtung und Glückseligkeit – »Ananda« (Sanskrit für *Abwesenheit von Unglück*) – zu erlangen.

Nur wenn in allen drei Nadis ausreichend und ungehindert Energie fließt, können Deine Chakren wahrhaftig aufblühen. Während Ida und Pingala Dich mit der nötigen Energie versorgen, die Du in der materiellen Welt für die Bewältigung von alltäglichen Herausforderungen benötigst, ist Sushumna für Dein spirituelles Wachstum von entscheidender Bedeutung. Solange sich Dein Energiefluss auf Ida und Pingala beschränkt, bleibst Du an die Ebene von Raum und Zeit gebunden. Durch die Arbeit mit Deinen Chakren kannst Du den Energiefluss im Sushumna Nadi stimulieren und auf diesem Wege eine Vereinigung von Körper, Geist und Seele anstreben.

Die Dualität der Mond- und Sonnenenergie findet sich in vielen philosophischen Weltanschauungen wieder. Im Daoismus sind es »Yin« und »Yang«. Im Yoga sind es »Ha« und »Tha«. Zwei entgegengesetzte und dennoch aufeinander bezogene Prinzipien.

Was heißt das nun für die Praxis?

Die Kraft der Kundalini symbolisiert die spirituelle Kraft, die Dir innewohnt und die darauf wartet, erweckt zu werden. Dafür gibt es auf Deiner spirituellen Reise viele verschiedene Möglichkeiten. Durch verschiedene körperliche Übungen und Haltungen wie beispielsweise Yoga, Massagen und Atemtechniken kannst Du die Strömung der Lebensenergien aktiv beeinflussen und harmonisieren, um Dein energetisches Netzwerk immer weiter und besser zu versorgen. Dies ermöglicht es Dir, energetische Blockaden zu lösen und Deinen Akku wieder auf die vollen 100 % aufladen.

In der Traditionellen chinesischen Medizin (TCM) sind die Nadis als »Meridiane« bekannt. Entlang dieser Feinstoffenergielinien liegen bestimmte Punkte, die bei einer Akupunktur mittels Nadeln und bei einer Akupressur mittels Druck behandelt werden können, um den Energiefluss des Qi beziehungsweise Chi zu stimulieren.

Während tendenziell passivere Yoga-Stile – wie zum Beispiel Yin Yoga – im Liegen oder Sitzen praktiziert werden und somit den lunaren Energiefluss der Ida Nadi stimulieren, so regen aktivere Praktiken – wie im Ashtanga Yoga – die solare Energie in der Pingala Nadi an.

1.4 Die Aura – der feinstoffliche Energiekörper in all seinen Facetten

Genau wie es um elektrische Leitungen herum ein Stromfeld gibt, so strahlen die Nadis Prana aus. Dieses elektromagnetische Energiefeld, das alle Dinge in der ein oder anderen Form umgibt, wird »Aura« genannt. Während Du das Energiefeld einer flackernden Kerze oder eines lodernden Lagerfeuers klar und deutlich erkennen kannst, sind andere Kraftfelder deutlicher subtiler. Aus der Physik kennen wir beispielsweise das Gravitationsfeld der Erde. Du kannst es weder sehen noch anfassen, aber dennoch wissen wir, dass es existiert und wie es funktioniert.

Die yogische Philosophie betrachtet den Menschen als ein mehrdimensionales Wesen. Die Summe dieser Dimensionen spiegelt sich in der Aura wider.

Ähnlich verhält es sich mit der menschlichen Aura, die oftmals auch als Energiekörper bezeichnet wird. Mit Sicherheit sind Dir in Deinem Leben bereits Menschen begegnet, die eine ganz besondere Ausstrahlung hatten. Sobald sie einen Raum betreten, erfüllen sie ihn ganz und gar mit ihrer Persönlichkeit und ziehen alle Blicke auf sich. Das tun sie nicht mit einem lauten und aufdringlichen Alpha-Männchen-Gehabe, sondern auf eine ganz subtile, natürliche und teilweise unwillkürliche Art und Weise. Sie wirken stark, selbstbewusst und gelassen zugleich und vermitteln mit ihrem Auftreten den Eindruck, mit sich selbst und der Welt im Reinen zu sein. Solche Menschen bezeichnen wir oftmals als charismatisch, da sie eine ganz besondere Anziehung auf uns ausüben, die wir mit dem bloßen Verstand nicht fassen können, sondern vielmehr intuitiv wahrnehmen. Diese Anziehungskraft wirkt allerdings sowohl im positiven als auch negativen Sinne. Denn genauso wie es Menschen mit einer vitalisierenden Ausstrahlung gibt, in deren Gegenwart wir uns inspiriert und bereichert fühlen, so gibt es auch Menschen mit einer schädlichen Aura, die uns Energie raubt und auslaugt. Während die Aura solcher Personen an einigen Stellen übermäßig stark ausgeprägt ist, sind andere Bereiche so gut wie nicht vorhanden, etwa wie bei einem Vakuum. Du kannst Dir das in etwa wie ein schwarzes Loch vorstellen, das eine Sogkraft entwickelt und feinstoffliche Energie absorbiert. Die Fähigkeit, solche Menschen zu durchschauen, ist der erste Schritt, um Dich vor Ihnen zu schützen.

Wie ist die Aura aufgebaut?

Die moderne Wissenschaft und die Schulmedizin waren in der Lage, durch Studien und Forschungen vieles über unseren physischen beziehungsweise grobstofflichen Körper und seine Anatomie herauszufinden. Was das Verständnis anderer Aspekte der menschlichen Existenz angeht, so ist das (Allgemein-)Wissen bislang recht eingeschränkt und unausgereift. Um die feinstoffliche Energiewelt und die Chakren-Lehre aber in all ihren Facetten zu verstehen, ist es notwendig, dass wir etwas tiefer in die Materie eintauchen und uns den Aufbau beziehungsweise die Anatomie des feinstofflichen Energiekörpers genauer anschauen. Denn genau wie der grobstoffliche Körper aus einem Knochengerüst, physischen Organen und einem Nervensystem besteht, so umfasst die Aura unterschiedliche Energieschichten, die sogenannten »Pancha Koshas«. In der Literatur gibt es verschiedene Auffassungen und Interpretationsansätze, wenn es um die Struktur und die Beschaffenheit der menschlichen Aura und dieser Energieschichten geht. Während stellenweise von sieben feinstofflichen Schichten die Rede ist, werden an andere Stelle nur drei erwähnt. Dieses Buch geht von insgesamt fünf Schichten aus, die zusammen die menschliche Aura beziehungsweise den feinstofflichen Energiekörper ausmachen. Dieser Abschnitt soll sich daher auf den wichtigsten Teil der yogischen Theorie beschränken und Dir einen Überblick sowie ein grundlegendes Verständnis der unterschiedlichen Energiehüllen verschaffen. Gerne kannst Du das Thema mit weiteren Recherchen und Quellen vertiefen und Dich weiterbilden.

Pancha Koshas – die Energiehüllen des Körpers

Der Sanskrit-Begriff »Pancha Koshas« lässt sich mit *Fünf Hüllen* übersetzen (Sanskrit Pancha = fünf; Koshas = Hüllen). In der indischen Geistesphilosophie symbolisieren sie die verschiedenen Bewusstseins- oder Existenzebenen aus denen wir bestehen.

Die verschiedenen Hüllen – auch Körper oder Schichten genannt – stehen für unterschiedliche Aspekte unserer Existenz und reichen vom grobstofflichen über das feinstofflichen bis hin zum nicht-stofflichen beziehungsweise transzendentalen. Dementsprechend stehen die einzelnen Schichten auch mit unterschiedlichen Aspekten Deiner mentalen, physischen, emotionalen und spirituellen

Gesundheit in Verbindung. Wenn es Dir gelingt, alle fünf Hüllen in Einklang zu bringen, wirst Du Glück, Harmonie und Zufriedenheit verspüren – so sagt es die yogische Philosophie.

Ausgehend von unserem Zentrum dehnen sich die verschiedenen Energiekörper immer weiter um unsere sterbliche Hülle aus. Allerdings sind sie dabei nicht eindeutig voneinander getrennt, sondern gehen vielmehr fließend ineinander über. Stelle sie Dir am besten wie die Flamme einer Kerze vor, die sich um den Docht immer weiter ausbreitet und ihre wärmende und erhellende Energie in alle Richtungen verströmt. Wie bereits erwähnt, weist jede Hülle auf eine verschiedene Ebene Deiner Existenz hin und speist sich auch aus eben dieser. Das Sanskrit-Wort »Maya«, das in den folgenden Begriffen immer wieder vorkommt, steht für *aus* beziehungsweise *besteht aus.* Die erste Schicht der Aura »Annamaya Kosha« ist demzufolge die *Hülle* (Kosha) die *aus* (Maya) *Nahrung* (Anna) besteht und sich aus dieser bildet.

Annamaya Kosha – die Nahrungshülle

(Sanskrit: Anna = Nahrung; Maya = aus; Kosha = Hülle)
Die erste Schicht der Aura repräsentiert den physischen Körper, der aus unserem Skelett, den Muskeln, Organen und physischem Gewebe besteht. Es ist die grobstoffliche Hülle, also Dein physisches Selbst, das sich aus Nahrung speist und von ihr abhängig ist. Ihr wird dementsprechend das Element der Erde (Privti) zugeordnet. Diese Hülle bildet damit die Grundlage für das Leben und alle nachfolgenden Koshas. Denn die grundlegende Voraussetzung für die Entstehung und Aufrechterhaltung von Leben ist, dass Materie von einem Nahrungskörper durchdrungen wird. Annamaya Kosha macht also den Unterschied zwischen Leben und Tod aus. Schwere Krankheiten und körperliche Belastung manifestieren sich hier am deutlichsten und sind einfach zu erkennen. Du stärkst den Nahrungskörper ganz intuitiv, indem Du Dich gesund ernährst, auf ausreichend Schlaf achtest und verschiedene Yoga-Stile praktizierst.

Pranamaya Kosha – die Energiehülle

(Sanskrit: Prana = Energie; Maya = aus; Kosha = Hülle)
Die zweite Schicht der Aura repräsentiert den vitalen oder auch energetischen Körper, der für die Vitalisierung beziehungsweise Belebung der physischen Hülle verantwortlich ist. Wie der Name bereits verrät, besteht diese Schicht aus der kosmischen Lebensenergie Prana. Von der vitalen Energie gibt es grundsätzlich fünf unterschiedliche Arten:

- »Prāna«: Energie des Einatmens
- »Udāna«: Energie des Ausatmens und Sprechens
- »Samāna«: Energie für die Aktivität des Magens und Darmes
- »Vyāna«: Energie für bewusste und unbewusste Bewegungen des Körpers
- »Apāna«: Energie für das Urinieren, die Ausscheidung, die Ejakulation, die Geburt

Verstirbt ein Mensch, dann löst sich seine Vitalenergie, um zurück ins Universum zu fließen. Das geschieht, indem die vitale Energie den feinstofflichen Körper mit dem notwendigen *Schwung* (»Gati«) versorgt, für seinen weiteren Weg im Jenseits.

Du kannst Dir die Energiehülle am besten wie das menschliche Herz-Kreislaufsystem vorstellen, das Blut vom Herzen in den Körper pumpt, um ihn so mit Sauerstoff und Nährstoffen zu versorgen. Analog hierzu besteht die Energiehülle aus den Chakren und den Nadis und stellt so den energetischen Kreislauf von Prana sicher, um Körper und Geist mit Lebensenergie zu versorgen. Im Pranayama Kosha werden dadurch sowohl biologische als auch energetische Prozesse angestoßen und gesteuert. Das System sorgt nämlich dafür, die *flüssigen Aspekte* des physischen Körpers – also Blut, Lymphe sowie Gehirn- und Rückenmarksflüssigkeit – in Bewegung zu halten, damit sie den Körper vitalisieren können. Daher wird Pranamaya Kosha auch das Element des Wassers

(Apas) zugesprochen. Sie stellt die Brücke zwischen der physischen Hülle (Annamaya Kosha) und dem geistigen Körper (Manomaya Kosha) dar.

Von den fünf verschiedenen Arten des Prana ist unser Atem die physischste Ausdrucksform der kosmischen Energie. Unser Atembewusstsein und verschiedene Atemübungen stehen daher in besonderer Verbindung mit dem vitalen Körper und können Pranamaya Kosha ganz gezielt stärken, indem sie den Energiefluss im Körper erhöhen und ihn an die richtigen Stellen leiten.

Manomaya Kosha – die Mentalhülle

(Sanskrit: Mano = Geist, Gedanken, Gefühle; Maya = aus; Kosha = Hülle)
Die dritte Schicht der Aura führt uns in die Tiefen der menschlichen Psyche und repräsentiert den geistigen Körper. Deshalb wird Manomaya Kosha auch als die emotional-geistige oder psychologische Hülle bezeichnet. Sie umfasst unsere Emotionen und Gefühle, Erinnerungen und Träume sowie Gedanken und Empfindungen. Hier bilden sich Wünsche und Bedürfnisse, Abneigungen und Vorlieben sowie Ängste und Zweifel aus. Zusätzlich entstehen hier unsere Glaubenssätze und Verhaltensmuster. Im Wesentlichen also all das, was unsere Persönlichkeit ausmacht und unsere spirituelle und persönliche Entwicklung beeinflusst. Um an die vorangegangenen Analogien anzuknüpfen: Es handelt sich hier gewissermaßen um die Steuerzentrale für Deinen physischen Körper und das zentrale Nervensystem. Sie ist verantwortlich und aktiv, wenn wir rational nachdenken, das Für und Wider einer Entscheidung abwägen, etwas planen oder uns von unseren Bauchgefühlen und Affekten leiten lassen. Nicht selten finden psychische und seelische Leiden hier ihren Ursprung. Denn emotionale Turbulenzen, chronischer Stress oder die Unterdrückung unserer Gefühle und Bedürfnisse können dazu führen, dass unser geistiger Körper aus dem Gleichgewicht gerät. Dies kann dann im weiteren Verlauf eine Auswirkung auf die Nahrungs- oder Energiehülle haben und sich dort in Form von energetischen Blockaden oder durch physische Krankheiten äußern. Solche psychosomatischen Beschwerden können nahezu alle Organe betreffen und unterschiedliche Symptome verursachen. Achtsamkeit stellt den effektivsten Weg dar, um Manomaya Kosha zu stärken. Affirmationen und (Selbst-)Bestätigungen können Dir dabei helfen, Deine Denkgewohnheiten und Dein Verhalten positiv zu beeinflussen,

um besser mit den Herausforderungen des Lebens umzugehen. Mehr zur heilenden Kraft der (Selbst)-Bestätigung findest Du im zweiten Teil dieses Buches. Manomaya Kosha wird das Element des Feuers (Tejas) zugeschrieben.

Vijnanamaya Kosha – die Wissenshülle

(Sanskrit: Vijnana = Wissen, Intuition, Weisheit; Maya = aus; Kosha = Hülle)
Die vierte Ebene der Aura spiegelt unsere Intuition und unser Wissen wider. Sie wird auch Intellekts- oder Weisheitshülle genannt. Die Bezeichnung kann ein wenig irreführend sein und zu Verwechslung mit Manomaya Kosha verleiten, denn auch wird von Gedanken oder Wissen gesprochen. Bei Vijnanamaya Kosha steht allerdings nicht das reine Faktenwissen, sondern vielmehr ein *angewandtes Wissen* im Vordergrund. Es geht um die Gedanken, die von unserer Intuition, geistiger Klarheit und einer tiefen Erkenntnis geprägt sind. Es gibt Momente, in denen triffst Du Deine Entscheidungen ganz intuitiv, ohne dass Du es rational erklären kannst. Denn Du hast ein Gefühl dafür, ob etwas richtig oder falsch, echt oder unecht beziehungsweise wahr oder unwahr ist. Diese *innere Stimme*, die sich in Form von spontanen Impulsen und Vorahnungen zeigt, entsteht in Deiner Wissenshülle. Vijnanamaya Kosha geht also über den rationalen Verstand und hinaus und ist letzten Endes das, was den Menschen vom Tier unterscheidet. Meditation und Selbstreflexionen stärken Vijnanamaya Kosha, fördern Dein inneres Wachstum und unterstützen die spirituelle Entwicklung. Darüber hinaus steht die Wissenshülle mit dem Element der Luft (Vayu) in Verbindung, da Du es fühlen und spüren, aber dennoch nicht sehen oder anfassen kannst.

Anandamaya Kosha – die Glückseligkeitshülle

(Sanskrit: Ananda = Glückseligkeit, Wonne; Maya = aus; Kosha = Hülle)
Die fünfte Ebene der Aura stellt die spirituelle und kausale Schicht unseres Körpers dar. Hier ist der wahre Wesenskern unserer irdischen Existenz verankert. Frei von Schmerz, Kummer und Sorgen ist es ein Zustand von reiner Glückseligkeit, wahrer Wonne und innerer Harmonie, sprich: »Ananda«. Der Sanskrit-Begriff ist bereits an anderer Stelle in diesem Buch gefallen und lässt sich mit *Abwesenheit von Unglück* übersetzen. Er beschreibt die Verbindung mit dem Überirdischen, die jeder von uns schon einmal erlebt hat. Das kann ein tiefer Moment der Selbsterkenntnis, der Augenblick von innerem Frieden oder auch

ein ekstatisches Gefühl der Freude sein, das uns wahrhaftig erfüllt. Als Ausdruck des göttlichen Funkens, der jedem Lebewesen innewohnt, ist es die letzte Stufe der spirituellen Erleuchtung. Du kannst sie durch Meditation und Tiefenentspannung erreichen, indem Du die Kraft der schlafenden Schlange Kundalini erweckst.

Die Koshas im Alltag

Alle fünf Schichten der Aura sind miteinander verbunden und stehen in einer konstanten Wechselwirkung zueinander. Bestimmt kennst Du das Gefühl, im Laufe des Tages zwischen den unterschiedlichen Schichten hin und herzuwechseln. Wenn Du mit emotionalen Herausforderungen konfrontiert wirst oder unter Stress stehst, dann spiegelt sich das auch in Deinem physischen Körper wider. Du bist angespannt, fühlst Dich müde und ausgelaugt. Vielleicht reagierst Du überempfindlich auf bestimmte Dinge, die Dich ansonsten kalt lassen würden und es fällt Dir zunehmend schwer, einen kühlen Kopf zu bewahren beziehungsweise eine rationale Entscheidung zu treffen. Genauso hat es einen positiven Effekt auf alle Schichten Deiner Aura, wenn Du Dich um Deinen physischen Körper kümmerst. Eine gesunde Ernährung und die Yoga-Praxis fördern das Gefühl von Harmonie und Zufriedenheit und sorgen dafür, dass Du Dich in Deinem Körper wohlfühlen kannst. Denn wie Du weißt, ruht ein gesunder Geist stets in einem gesunden Körper.

1.5 Chakren – die Energiezentren des Körpers

Du hast mittlerweile schon vieles über die kosmische Lebensenergie, die feinstoffliche Energiewelt sowie den Energiekörper und die verschiedenen Ebenen unserer Existenz erfahren. Dabei sind Begriffe wie *Prana*, *Sushumna Nadi*, *Kundalini* oder *Pancha Koshas* gefallen, die Du jetzt ohne Probleme einordnen können solltest. Nachdem Du Dir damit ein theoretisches Fundament aufgebaut hast, können wir nun endlich darüber sprechen, warum Du eigentlich hier bist, und zwar über Deine Chakren!

Auch wenn das Wort »Chakra« bis jetzt schon an der ein oder anderen Stelle in diesem Buch gefallen ist, steht eine genaue Definition des Begriffs noch aus. Und im folgenden Kapitel soll es genau darum gehen. Du wirst sehen, wie all das, was wir bis jetzt gelernt haben, Stück für Stück ineinandergreift und ein stimmiges Gesamtbild ergibt. Denn Deine Chakren sind das, was alle vorangegangenen Dinge miteinander verbindet. Du erhältst also gewissermaßen die *Erleuchtung* und es kommt Licht in den ansonsten so dunklen *Chakren-Dschungel.*

Chakren – ein uraltes Konzept

Lass uns zunächst eine kleine Reise in die Vergangenheit machen: Erste Hinweise auf die Chakren-Lehre finden sich in den Veden und Upanishaden wieder, die auf eine Zeit zwischen den Jahren 1.500 und 500 v. Chr. zurückdatiert werden können. Es handelt sich hierbei um philosophische und religiöse Schriften, die ihren Ursprung im Hinduismus haben und über die Jahrtausende im indischen Raum überliefert wurden.

Das Wissen über das Chakren-System wurde zunächst mündlich durch das Indo-europäische Volk – auch arisches Volk genannt – weitergegeben. Traditionell war die Chakren-Lehre eine Philosophie und Lebensauffassung, bis der *moderne Mensch* daherkam, mit der Idee übereinstimmte und sie verbreitete. So wurden ältere Texte erweitert oder übersetzt und das alte Wissen wurde allen Menschen zugänglich gemacht.

Die Lehre der Chakren

Das Wort Chakra bedeutet im Sanskrit *Rad* oder *Wirbel.* Im weiteren Sinne kann es auch mit *Strudel* oder *Wirbelwind* übersetzt werden. Du kannst Dir Deine Chakren also am besten wie farbige Energieräder vorstellen, die sich um die eigene Achse drehen, entlang Deiner Wirbelsäule verlaufen und durch die feinstofflichen Energiekanäle – die Nadis – verbunden sind. In der indischen Chakren-Lehre beruht Dein körperliches, geistiges und seelisches Wohlbefinden auf der Funktion und dem harmonischen Zusammenspiel dieser Energiezentren. Dabei sind die verschiedenen Chakren maßgeblich verantwortlich für verschiedene Bereiche Deines Lebens und das sowohl auf körperlicher als auch spiritueller Ebene. Denn jedes Chakra kann bestimmten Organen, Drüsen sowie Gemütszuständen zugeordnet werden und spricht auf unterschiedliche Methoden der Energiearbeit an.

In den meisten Büchern und Publikationen dreht sich alles um die sieben Hauptchakren, wenngleich hin und wieder auch einige Nebenchakren angesprochen werden. Genau genommen entstehen die Zentren unserer Lebensenergie aber überall dort, wo sich zwei oder mehr Nadis kreuzen. Bei der beachtenswerten Zahl von 72.000 feinstofflichen Energiebahnen in unserem Körper lässt sich die tatsächliche Zahl unserer Chakren also nur schwer definieren, was aber nicht weiter dramatisch ist. Denn obwohl es Tausende von Chakren im menschlichen Körper gibt, spielen nur sieben davon eine übergeordnete Rolle, wenn es um die yogische Praxis und die Selbstheilung geht. Wie Du bereits weißt, befinden sich diese Hauptchakren an den Schnittstellen von Ida, Pingala und Sushumna Nadis. Sie beginnen also an der Basis der Wirbelsäule und erstrecken sich von hier aus zum Scheitel des Kopfes.

Deine Chakren fungieren zudem als Verbindungstelle zwischen der physischen und der energetischen Sphäre Deines Wesens, damit feinstoffliche Energie in den grobstofflichen Körper gelangen kann. Verschiedene Illustrationen stellen die Chakren daher häufig als sich drehende Trichter dar, die sich auf der Vorderseite Deines Körpers befinden und feinstoffliche Energie aus dem Kosmos aufsaugen und transformieren, um sie somit für körperliche, geistige und seelische Prozesse aufzubereiten. Nachdem sie ihren Zweck erfüllt hat, kann die transformierte

Energie wieder auf der Rückseite des Körpers abfließen und zurück in den Kosmos gelangen. In anderen traditionellen hinduistischen Zeichnungen werden die Chakren oftmals als Lotusblüten dargestellt, die sich vor allem in ihrer Farbe und der Anzahl der Blütenblätter unterscheiden. Die Lotusblume ist eines der ältesten Symbole der Erde und steht sinnbildlich für die vollkommene Erleuchtung (Ananda).

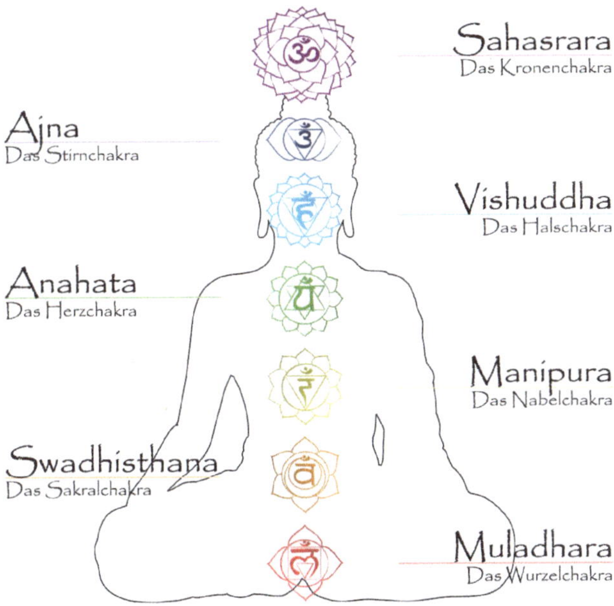
Sahasrara
Das Kronenchakra
Ajna
Das Stirnchakra
Vishuddha
Das Halschakra
Anahata
Das Herzchakra
Manipura
Das Nabelchakra
Swadhisthana
Das Sakralchakra
Muladhara
Das Wurzelchakra

Die sieben Chakren beginnen an der Basis der Wirbelsäule und erstrecken sich bis zum Scheitel der Kopfes.

Die sieben Hauptchakren

Jedes der Hauptchakren steht mit einem anderen Aspekt Deiner Existenz – einem sogenannten Lebensthema – in Verbindung und kann bestimmten Körperregionen, Körperfunktionen und Organen zugeordnet werden. Dementsprechend beeinflusst jedes Chakra auch einen anderen Teil Deines Wohlbefindens auf körperlicher, emotionaler und energetischer Ebene. Schauen wir uns das mal etwas genauer an.

Im Folgenden findest Du eine kurze Auflistung, die Dir zeigen soll, welche Bedeutung den einzelnen Chakren zugesprochen wird. Dies soll lediglich als grobe Orientierung dienen, da eine detaillierte Übersicht zu den einzelnen Chakren im zweiten Teil dieses Buches folgt:

1. Das Muladhara Chakra

Das Muladhara oder auch Wurzelchakra liegt an der Basis der Wirbelsäule und bildet damit das Fundament für alle weiteren Chakren. Es steht symbolisch für das Urvertrauen sowie Sicherheit, Stabilität und Lebenskraft.

2. Das Swadhisthana Chakra

Das Swadhisthana oder auch Sakralchakra befindet sich im Unterleib etwas oberhalb der Geschlechtsorgane und repräsentiert die schöpferische Lebensenergie in Form von Kreativität, Sinnlichkeit, Sexualität und Lebensfreude.

3. Manipura Chakra

Das Manipura oder auch Nabelchakra findet sich etwa auf Höhe des Solarplexus – also unterhalb der Brust – wieder. Willenskraft und Selbstvertrauen sowie unsere Persönlichkeit und Persönlichkeitsentwicklung gehören zu den zentralen Lebensthemen des Manipura Chakras.

4. Anahata Chakra

Das Anahata oder auch Herzchakra befindet sich mittig auf Brusthöhe und bildet das Zentrum des Chakren-Systems. Es steht symbolisch für die universelle Liebe, Leidenschaft und Mitgefühl.

5. Visuddha Chakra

Das Visuddha, Hals- oder auch Kehlkopfchakra liegt mittig auf der Halbwirbelsäule. Es ist das Zentrum der menschlichen Ausdruckskraft und steht für Kommunikation, Inspiration und Wahrheit.

6. Ajna Chakra

Das Ajna oder auch Stirnchakra befindet sich zwischen den Augenbrauen und oberhalb der Nasenwurzel. Es wird auch als das »Dritte Auge« bezeichnet, da es mit der Fähigkeit des *wahren Sehens* verbunden ist. Zu den zentralen Lebensthemen gehören unsere Intuition, Weisheit und Erkenntnis.

7. Sahasrara Chakra

Das Sahasrara oder auch Kronenchakra verläuft oberhalb des Kopfes an unserem Scheitel. Als siebtes und letztes Chakra werden ihm die Verbindung zu unserem höheren Selbst, der Spiritualität sowie der Schlüssel zur wahrhaftigen Erleuchtung (Ananda) zugeschrieben.

Mit Sicherheit kommen Dir die zentralen Themen der einzelnen Chakren bekannt vor, da sie uns bereits an anderer Stelle – und zwar im Rahmen der Pancha Koshas – begegnet sind. Obwohl die Chakren ihren Ursprung im Pranamaya Kosha – der Energiehülle – haben, durchstrahlen sie die verschiedenen Schichten der Aura und stehen mit ihnen in einer besonderen Verbindung und Wechselwirkung. So ist das Wurzelchakra in besonderem Maße mit dem Nahrungskörper beziehungsweise der physischen Hülle verbunden, während die Mentalhülle beziehungsweise Manomaya Kosha mit dem Manipura Chakra zusammenhängt.

Es ist nicht also nicht falsch zu behaupten, dass das Muladhara Chakra die grobstoffliche Welt symbolisiert und es sich von Swadhisthana bis hin zu Anahata um die feinstoffliche Welt handelt. Jenseits von all dem repräsentieren das Ajna und Sahasrara Chakra die spirituelle Ebene und damit das höhere Selbst.

Was passiert, wenn Deine Chakren blockiert sind?

Wenn die Energie in Deinem Körper frei und ungestört fließt, dann drehen Deine Chakren sich harmonisch und können ihre besonderen Qualitäten entfalten. Du verspürst ein Gefühl von Glück und Zufriedenheit in allen Bereichen des Lebens, also auf emotionaler, mentaler und physischer Ebene. Körper, Geist und Seele befinden sich spürbar im Einklang, wodurch Deine zwischenmenschlichen Beziehungen, Vorhaben, Absichten und Ziele nahezu problemlos gelingen und von Erfolg geprägt sind.

Ist der Energiefluss hingegen gestört, dann kann das Leben mit all seinen Höhen und Tiefen schnell zu einer Herausforderung oder sogar Belastung für Dich werden. Oftmals ist dann die Rede von einer Blockade in den einzelnen Chakren. Die Ursachen dafür können stark variieren: Grundsätzlich kann es sein, dass ein Chakra nie vollständig geöffnet wurde, sodass sich der Energiefluss auch nie frei entfalten konnte. Aber auch traumatische Ereignisse, stark negative Erfahrungen und Emotionen im Leben sowie Phasen von außerordentlichem Stress können uns nachhaltig prägen und den Energiefluss und die Chakren aus dem Gleichgewicht bringen. Letzten Endes steht jedes Chakra in einer Wechselwirkung zu den bereits zuvor erwähnten Lebensthemen, da diese für seine Gesundheit und die Entstehung von Blockaden maßgeblich verantwortlich sind. Im zweiten Teil dieses Buches werden die besonderen Lebensthemen für jedes einzelne Chakra daher nochmal im Detail betrachtet.

Viele Gelehrte und Yogis vertreten den Standpunkt, dass die Chakren eher aus dem Gleichgewicht geraten, anstatt vollständig zu blockieren. Funktionsstörungen im Energiekörper lassen sich demnach darauf zurückführen, dass es zu einer energetischen Unter- oder Überversorgung einzelner Chakren kommt. Diese Dysbalancen spiegeln sich dann in einer gestörten Frequenz beziehungsweise unregelmäßigen Drehgeschwindigkeit der Chakren wider. Deine Chakren geraten also aus dem Takt, was verschiedene Auswirkungen auf Dich und Deinen Körper haben kann. Ist ein Chakra mit zu wenig Energie versorgt, dann wird es Schwierigkeiten haben, seine individuellen Eigenschaften und Qualitäten zum Ausdruck zu bringen. Sollte es allerdings übermäßig aktiv sein, so stellen seine Besonderheiten eine dominierende Kraft im Leben dar. Beispielsweise steht das erste Chakra für Sicherheit, Vertrauen und die Grundlagen des Lebens. Ist der Energiefluss im ersten Chakra erschöpft, dann kann sich das in Depressionen, Selbstzweifeln und starker Unsicherheit äußern. Ist eine zu große Menge an Energie vorhanden, dann wird die Frequenz des Muladhara Chakras unnatürlich stark erhöht. Auf Dauer kann es dadurch zu einer Überbeanspruchung des Wurzelchakras kommen, die sich in einer

Furchtlosigkeit ohne jegliche Vorsichtsmaßnahmen zeigt, die bis hin zu Leichtsinnigkeit und grober Fahrlässigkeit reicht. Ähnlich verhält es sich mit dem zweiten Chakra, das unter anderem für unsere Libido – also unseren Sexualtrieb – verantwortlich ist. Während eine Unterversorgung sich durch Antriebslosigkeit und Unlust äußert, kann eine Überfunktion sich in einem übermäßigen Sextrieb oder sogar einer krankhaften Sexgier manifestieren.

Wie Du siehst, sind Dysbalancen der Energiezentren also nicht nur auf physischer Ebene (Annamaya Kosha) sichtbar und spürbar, sondern nehmen ebenfalls einen großen Einfluss auf das geistige Wohlbefinden und die emotionale Verfassung. Hier sind wir auch wieder beim Thema von Wut, Freude und Angst, also Deinen Emotionen, die sich körperlich mit dem Kribbeln in Deinem Bauch oder dem Brodeln in Deinem Magen äußern können.

Sind Deine Chakren im Gleichgewicht?

Viele Menschen fühlen sich oft erschöpft, ausgelaugt oder einfach ausgepowert. Bei der Arbeit können sie die gewohnte Leistung nicht mehr abrufen und auch im privaten und zwischenmenschlichen Bereich äußert sich das Gefühl der Überforderung und Anspannung in Form von emotionalen Turbulenzen und einer wahren Achterbahn der Gefühle. Wenn wir infolgedessen immer wieder dieselben Fehler machen oder sogar krank werden, dann wird sich häufig einfach damit abgefunden.

Vielleicht erkennst Du Dich selbst oder Menschen aus Deinem näheren Umfeld in dieser Beschreibung wieder? Sicherlich gibt es für viele Dinge in unserem Leben eine logische Erklärung. Doch den wenigstens Menschen kommt in den Sinn, dass all das auf ein Ungleichgewicht in unserem Chakren-System zurückgeführt werden kann.

Sobald Du also merkst, dass etwas mit Deinem Körper nicht stimmt, solltest Du Dich unbedingt näher mit der Gesundheit Deiner Energiezentren befassen. Dafür musst Du Dir alles ins Gedächtnis rufen, was Du in letzter Zeit *konsumiert* hast. Damit ist nicht nur gemeint, was Du gegessen oder getrunken hast, sondern ebenfalls die Erfahrungen, die Du gemacht oder die Dinge, die Du erlebt hast.

Zudem können Deine aktuellen Lebensumstände einen großen Einfluss auf den Energiefluss nehmen. Bist Du beispielsweise viel auf Reisen oder kam es in letzter Zeit zu einem einschneidenden Erlebnis oder großen Veränderungen in Deinem Leben? Das kann von einer beruflichen Veränderung über das Ende einer Partnerschaft bis hin zum Verlust eines geliebten Menschen reichen. Auch schlechte Angewohnheiten, limitierende Glaubenssätze oder selbstsabotierende Verhaltensmuster können das energetische System beeinflussen und sich stark negativ auswirken. Die Anzeichen für ein gestörtes Chakra sind also genauso vielfältig und unterschiedlich wie die einzelnen Chakren selbst. Um es kurz zu machen: Alles, einfach alles hat einen potenziellen Einfluss auf Dein Chakren-System.

Getreu dem Motto: *Erst die Diagnose, dann die Therapie*, ist es also wichtig herauszufinden, wo die Probleme ihren Ursprung haben. Neben allgemeinen Symptomen, wie dem Gefühl ausgelaugt, ausgebrannt und einfach nicht mehr zufrieden zu sein, gibt es eine Reihe von relativ eindeutigen Anzeichen, die sich auf bestimmte Chakren zurückführen lassen.

Dysbalancen im Wurzelchakra können sich beispielsweise auf der physischen Ebene durch Schmerzen und Steifheit in Füßen und Beinen bemerkbar machen. Auf der psychischen Ebene zeigt sich diese Störungen oftmals durch einen Mangel an (Selbst-)Vertrauen. Du fühlst Dich oft unsicher, ängstlich oder orientierungslos und vielleicht sogar eingeschüchtert durch Deine Mitmenschen. Es fällt Dir schwer, Dich auf andere Personen einzulassen und bei Deinen persönlichen Vorhaben und Zielen trittst Du auf der Stelle. Verdauungsprobleme und Bauchschmerzen bis hin zu Essstörungen und Diabetes können hingegen auf einen gestörten Energiefluss im Manipura beziehungsweise Nabelchakra hindeuten. Einher gehen diese Symptome oftmals mit emotionalen und psychischen Problemen, wie einem geringen Selbstvertrauen und der Angst vor Ablehnung.

Die Botschaft, die Du an dieser Stelle mitnehmen solltest, ist, dass Deine Chakren selbst auf geringfügige Störungen sehr sensibel mit Schmerz, Krankheit, Unbehagen oder allgemeiner Disharmonie reagieren können. Um langfristig

Vitalität, Glück und Harmonie in Deinem Leben zu etablieren, solltest Du Deine Chakren also regelmäßig überprüfen und stets im Auge behalten.

Methoden der Chakra-Arbeit

Um die Chakren wieder ins Gleichgewicht zu bringen, gibt es heutzutage viele verschiedene Möglichkeiten. Oft wird in diesem Kontext auch von einer Reinigung oder Heilung der Energie- und Bewusstseinszentren gesprochen. Yoga-Studios, Ayurveda-Hotels, Retreat-Zentren oder Chiropraktiker bieten eine erste Anlaufstelle, die Dich bei der Arbeit mit Körper, Geist und Seele unterstützen kann. Du kannst Deinen Energiefluss aber auch selbst fördern, konstant halten und so Dysbalancen vermeiden. Dafür gibt es verschiedene Techniken und Heilmethoden, die unter dem Begriff der Chakra-Arbeit zusammengefasst werden können. Die wichtigsten Formen und gebräuchlichsten Methoden zum Reinigen und Heilen Deiner Chakren werden Dir im Folgenden kurz vorgestellt.

Yoga und Atemtechniken

Das Wort *Yoga* leitet sich vom Sanskrit-Wort »Yuj« ab, was *vereinen* oder *verbinden* bedeutet. Es gilt in der indischen Tradition als Bindeglied zwischen Körper und Geist und zeichnet sich durch die Verbindung von Meditation, Konzentration und Bewegung aus. Am besten ist Yoga für seine Verwendung von verschiedenen Posen – den sogenannten »Asanas« (Sanskrit: Asana = Sitz) – und symbolische Handgesten – den sogenannten »Mudras« (Sanskrit: mud = Freude; ra = geben) – bekannt. Die meisten Asanas haben im Sanskrit Tiername erhalten. Das kommt daher, dass verschiedenen Körperhaltungen ihr Vorbild häufig in der Tierwelt haben und tierische Stellungen nachahmen. Bis heute haben sich verschiedene Formen und Stile des Yoga durchgesetzt und das nicht ohne Grund. Denn die sanften Bewegungs- und Meditationsformen sind dafür geschaffen, den physischen Körper auszubalancieren und zu entspannen, um so auch die feinstofflichen Körper wieder ins Gleichgewicht zu bringen.

Neben den verschiedenen Körperhaltungen und Übungen nimmt die Kontrolle unseres Atems ebenfalls eine zentrale Rolle im Yoga ein. Seit jeher haben die alten Yogis den Atem beziehungsweise die frische Luft (Element Vayu), als Quelle für die lebensspendende Energie Prana gesehen. Durch verschiedene

Atemübungen, die unter dem Begriff »Pranayama« (Sanskrit: Prana = Energie; Yama = Kontrolle) zusammengefasst werden, kann der feinstoffliche Energiefluss in unserem Körper angereichert und kontrolliert werden.

Meditation

Nahezu jede Religion der Welt wendet verschiedene meditative Praktiken in der ein oder anderen Form an. Dabei besteht die Meditation im Wesentlichen aus verschiedenen Achtsamkeits- und Konzentrationsübungen, die einen Zustand der inneren Ruhe, Harmonie und Tiefenentspannung anstreben, um Stress abzubauen und Entspannung herbeizuführen. Das Wort *Meditation* leitet sich vom lateinischen »meditari« ab, was so viel wie *nachdenken* bedeutet. Während einer Meditation ist es also das Ziel, sein Bewusstsein zu fokussieren und Ordnung in den scheinbar grenzenlosen Strom von Gedanken und Informationen zu bringen, der tagtäglich auf uns einprasselt. Dieser Prozess ist ein effektiver Weg, um sich selbst bewusster wahrzunehmen und eine starke Verbindung von Körper, Geist und Seele (wieder-)herzustellen.

Massagen

Eine weitere Technik, um Deine Energie- und Bewusstseinszentren zu stimulieren sind Massagen. Hier kann ziemlich intuitiv vorgegangen werden, um jedes einzelne Chakra gezielt anzusprechen. Während eine Massage der Gesäßmuskeln, Beine und Füße den Energiefluss im Wurzelchakra stimuliert, kann eine Kopfhautmassage das Kronenchakra beleben.

Heil- und Edelsteine

Verschiedene Heil- und Edelsteine – auch als Chakra-Steine bekannt – finden bereits seit Tausenden von Jahren Anwendung in der indischen Heiltradition. Es ist eine weit verbreitete Ansicht, dass die verschiedenen Kristalle und Steine spezielle Schwingungsenergien enthalten und diese an ihren Träger weitergeben können, um seine emotionalen, physischen und spirituellen Energieströme neu auszurichten und so sein energetisches Gleichgewicht (wieder-)herzustellen.

Aromen und Düfte

In der Chakra-Arbeit spielen ätherische Öle und Aromen eine wichtige Rolle als ergänzendes Mittel. Im Allgemeinen kommen sie im Rahmen von Ganzkörperbehandlungen und Massagen sowie beim Yoga oder der Meditation zum Einsatz. Darüber hinaus existieren Aroma Diffuser, die einen angenehmen Nebel von ätherischen Ölen in den Raum abgeben sowie die Möglichkeit, die Öle direkt auf Deine Yoga-Matte, Kleidung oder andere Objekte aufzutragen. Dabei gibt es für jedes Chakra ganz bestimmte Öle und Aromen. Nachfolgend findest Du eine kurze Auswahl unterschiedlicher Aromen und ihre Zuordnung zum jeweiligen Chakra:

- Wurzelchakra: Angelika, Patschuli, Ingwer, Rosmarin
- Sakralchakra: Nelke, Orange, Fenchel, Sandelholz
- Nabelchakra: Zitrone, Schafgarbe, Pfefferminze, Lavendel,
- Herzchakra: Rosenholz, Rose, Jasmin, Eukalyptus
- Halschakra: Kamille, Salbei, Bergamotte
- Stirnchakra: Fichte, Zitronengras, Zedernholz
- Kronenchakra: Weihrauch, Myrrhe, Rosenholz

Musik- und Klangtherapie

Es ist kein Geheimnis, sondern längst wissenschaftlich bewiesen, dass Musik- und Klangtherapie eine therapeutische und heilende Wirkung haben kann. Denn Musik hat nicht nur einen nachweisbaren Einfluss auf die Aktivität in unserem Gehirn, sondern spricht uns im tiefsten Inneren an und befriedigt ein uraltes emotionales Bedürfnis. Dabei haben verschiedene Frequenzen und Schwingungen auch einen unterschiedlichen Einfluss auf unsere Stimmung und unser Wohlbefinden. Während der eine Hörer sich von Heavy-Metal-Musik angezogen fühlt und dabei entspannen kann, bringt der andere es mit Stress und vielleicht sogar Wut in Verbindung. Genauso reagiert jedes Chakra – je nach Person – auf verschiedene Klangheilungsfrequenzen. Ein allgemein bewährtes

Mittel in der Chakra-Arbeit sind die sogenannten Solfeggio-Frequenzen, denen eine heilende Wirkung für die einzelnen Energiezentren zugesprochen wird:

- Wurzelchakra: 396 Hz Befreit von Schuldgefühlen und Angst
- Sakralchakra: 417 Hz Erleichtert Veränderungen und fördert Kreativität
- Nabelchakra: 528 Hz Stärkt das Selbstwertgefühl und baut Stress ab
- Herzchakra: 639 Hz Fördert Harmonie, (Selbst-)Liebe und Akzeptanz
- Halschakra: 741 Hz Regt die Ausdruckskraft und Inspiration an
- Stirnchakra: 852 Hz Schärft die Klarheit und Erkenntnis
- Kronenchakra: 963 Hz Schafft die Verbindung zum höheren Selbst

Vor allem in Kombination mit Ganzkörperbehandlungen, Massagen oder Yoga ist die Musik- und Klangtherapie ein ausgezeichnetes Mittel der Chakra-Arbeit.

Affirmationen und Selbstbestätigungen

Eines der mächtigsten und oftmals unterschätzen Hilfsmittel für die Chakra-Heilung sind Affirmationen. Hierbei handelt es sich um positive Aussagen und (Selbst-)Bestätigungen, die Dir enorm im Umgang mit den Herausforderungen des Alltags helfen können. Denn viel zu oft konzentrieren wir uns auf das Negative in unserem Leben und fühlen uns dadurch schnell in eine Art Opferrolle versetzt. Menschen, deren Handeln stark von solch negativen Überzeugungen geprägt ist, tendieren dazu, die Dinge pessimistisch und hoffnungslos zu sehen. Sie lenken ihre Wahrnehmung gänzlich auf negative Ereignisse und Emotionen wie Angst, Frustration, Enttäuschung und Hilflosigkeit. Dieser Fokus führt dazu, immer nur die eigenen Schwächen statt der Stärken zu sehen.

Je stärker solche irrationalen Denkmuster in uns verankert sind, desto mehr Einfluss nehmen sie auf unsere Wahrnehmung, unser Gefühlsleben und unser Handeln. Dieser Prozess kann in einer emotionalen Abwärtsspirale münden, ähnlich einer selbsterfüllenden Prophezeiung.

Wenn Du also mit Bekräftigungen und Selbstbestätigungen an Deinem Selbstvertrauen, Deinem Problembewusstsein und Deiner Problemakzeptanz arbeitest, dann arbeitest Du gleichzeitig an Deinen Chakren und Deiner persönlichen und spirituellen Entwicklung. Solche Affirmationen können relativ allgemein formuliert sein und sehen wie folgt aus:

- »Ich bin im Einklang mit mir selbst und dem Universum.«
- »Ich lasse die Vergangenheit los und vertraue darauf, dass sich alles zum Guten wenden wird.«
- »Ich lege mehr Wert darauf, was ich selbst über mich denke, als was andere über mich denken.«
- »Ich akzeptiere meine Unvollkommenheiten in all ihren Facetten.«
- »Ich vergebe mir selbst und all denen, die mich in der Vergangenheit verletzt haben.«

Selbstbestätigungen können aber auch ganz gezielt einzelne Chakren ansprechen. Während Sätze wie »Wo immer ich auch bin, ich bin sicher und gut aufgehoben« oder »Ich spüre, wie sich mein Wurzelchakra öffnet und ich mehr Stabilität erhalte« das Muladhara Chakra ansprechen, können Phrasen wie »Ich liebe meinen Körper und akzeptiere mich so, wie ich bin« oder »Ich strahle, ich bin schön und stark und ich genieße ein gesundes und leidenschaftliches Leben« ganz gezielt auf das Sakralchakra einwirken.

Ernährung

Wie bereits an anderer Stelle in diesem Buch erwähnt, wohnt ein gesunder Geist in einem gesunden Körper. Wenn Du Deinen physischen Körper beziehungsweise Annamaya Kosha – als Basis Deines Chakren-Systems – also durch eine ausgewogene und nährstoffreiche Kost gesund hältst, dann wirkt sich das automatisch positiv auf den harmonischen Gleichklang der Chakren aus. Da jedes Chakra mit einer anderen Farbe assoziiert wird (mehr dazu im zweiten Teil dieses Buches), ist die *Chakra-Diät* ziemlich einfach und intuitiv. Nahrungsmittel, die die gleichen Farbtöne haben, tragen Schwingungen, die die entsprechenden Chakren aktivieren und ausgleichen. Um auch hier kurz ein Beispiel zu nennen: Das Wurzelchakra wird mit der Farbe Rot in Verbindung gebracht. Lebensmittel wie Erdbeeren, Granatäpfel, Rote Bete, Kirschen, Tomaten oder Chilis sind daher ein hervorragender Weg, um den Energiefluss in diesem Chakra anzuregen. Durch die Verbindung des Wurzelchakras mit dem Element der Erde (Privti) gehören Kartoffeln, Zwiebeln, Knoblauch, Karotten sowie andere erdige Lebensmittel ebenfalls zu den Nahrungsmitteln, die das Muladhara Chakra stimulieren.

Professionelle Energieheiler

Bei hartnäckigen Dysbalancen und tief sitzenden Problemen kann auch auf die Hilfe von professionellen Energieheilern zurückgegriffen werden. Diese untersuchen zuerst einmal das Energieniveau einer Person beziehungsweise deren Chakren-System und lokalisieren die Ursachen von Störungen. Nach einer gründlichen Analyse können sie dann geeignete Heilbehandlungen anbieten. Dazu zählt beispielsweise auch »Reiki«. Das Wort *Reiki* setzt sich aus den japanischen Wörtern für *Leben* und *Energie* zusammen und steht sinngemäß für die *universelle Lebensenergie*. Es ist eine praktische Methode, die von ausgebildeten Praktizierenden angewendet wird, um die emotionale, physische und spirituelle Heilung zu fördern. Die Fähigkeit, die universelle Lebensenergie zu übertragen, ist ein Prozess, der als *Abstimmung* bezeichnet wird. Dieser wird vom Lehrer an den Schüler weitergegeben. Praktizierende führen Reiki durch, indem sie ihre Hände über die Chakren legen und so den natürlichen Energiefluss des Körpers wiederherstellen.

2. Mehr Energie durch Chakra-Arbeit

Nun weißt Du bereits einiges über die besonderen Kräfte und Qualitäten der Chakren und warum es so wichtig ist, sie im Gleichgewicht zu halten. Im zweiten Abschnitt dieses Buches tauchen wir noch tiefer in die Materie ein und Du erfährst endlich, wie Du selbst *Hand anlegen* kannst, um Deine Chakren zu reinigen und im Gleichgewicht zu halten. Im Rahmen der nachfolgenden sieben Kapitel werden Deine Energie- und Bewusstseinszentren von allen Seiten beleuchtet und Dir im Detail vorgestellt. Du lernst praxisorientierte Methoden kennen, um energetische Störungen zu erkennen und zu lösen, um so den Einklang von Körper, Geist und Seele sicherzustellen. Dafür stehen Dir zahlreiche energetische Heilmethoden zur Verfügung. Angefangen mit Achtsamkeits-Strategien und Yoga-Übungen über Meditationen und Atemtechniken bis hin zu Aromatherapien, der Anwendung von Heil- und Edelsteinen sowie verschiedenen Ernährungstipps.

Die Arbeit mit Deinen Chakren ist eine persönliche Reise und ein sehr individueller Prozess. Die sieben Wochen sollten dementsprechend mehr symbolisch und als ein Wegweiser und weniger als eine strikte Vorgabe gesehen werden. Hierdurch entsteht ein Rahmen, der Dich an die Hand nimmt und Dir als Orientierung dient. Es verhält sich gewissermaßen wie mit einer Landkarte. Sie kann Dir den Weg zu Deinem Ziel zwar zeigen, Du musst ihn aber letzten Endes selbst beschreiten. Verschiedene Menschen gelangen über verschiedene Wege an ihr Ziel. Sie starten von unterschiedlichen Ausgangspunkten und haben ihr eigenes Tempo. Nimm Dir also die Zeit, die Du brauchst, um Dich mit jedem einzelnen Chakra und den dazugehörigen Übungen vertraut zu machen. Höre auf Dein Bauchgefühl und vertraue Deiner Intuition. Solange Du Dich wohlfühlst, kannst Du auch mehrere Chakren in einer Woche bearbeiten, zwischendurch Pausen einlegen oder bei Bedarf eine Woche zurückspringen und die jeweiligen Übungen wiederholen. Letzten Endes macht es also keinen Unterschied, ob Du sieben Wochen oder sieben Tage für alle Chakren benötigst.

So arbeitest Du mit diesem Buch

Jedes Kapitel beginnt mit einer thematischen Einordnung und den wichtigsten Eigenschaften eines jeden Chakras. Im weiteren Verlauf folgen dann die physischen und psychischen Einflussbereiche sowie die Ursachen für mögliche Blockaden beziehungsweise Dysbalancen. Die darauffolgenden praktischen Anwendungsmöglichkeiten und Heiltechniken eignen sich hervorragend, um Dir Stück für Stück eine eigene Routine aufzubauen. Grundsätzlich ist bei der Praxis der verschiedenen Asanas eine gewisse Abfolge durchaus sinnvoll, um den bestmöglichen Effekt zu erzielen. Nichtsdestotrotz solltest Du Dir erst einmal die Zeit nehmen, um Dich mit den einzelnen Übungen vertraut zu machen, bevor Du sie zu einer kompletten Sequenz zusammensetzt. Finde heraus, was am besten für Dich funktioniert und was wiederum nicht. Anschließend erhältst Du dann einige Vorschläge für eine sinnvolle Kombination der Übungen.

Für Dein kleines, tägliches Ritual brauchst Du nicht viel. Lediglich einen ruhigen Ort, an dem Du ungestört bist, eine rutschfeste und gemütliche Unterlage (wie zum Beispiel eine Yoga-Matte) und etwas Zeit. 10 bis 15 Minuten sind dafür vollkommen ausreichend. Ein geeigneter Zeitpunkt ist zum Beispiel morgens, direkt nach dem Aufstehen, oder abends, vor dem zu Bett gehen.

Darüber hinaus wirst Du an verschiedenen Stellen in diesem Buch auf *QR-Codes* stoßen. Diese enthalten exklusives Zusatzmaterial in Form von Übungsanleitungen und Übersichten, das schnell und einfach mit dem Smartphone oder Tablet abgerufen und im weiteren Verlauf ausgedruckt werden kann. Dies wird Dir dabei helfen, die verschiedenen Übungen und das Wissen mühelos in Deinen Alltag zu integrieren. Öffne hierfür einfach die Kamera-App oder QR-Scanner-App auf Deinem Smartphone und richte die Kamera auf den QR-Code. Das Zusatzmaterial wird dann ganz automatisch geöffnet.

Bevor es nun endlich losgehen soll, noch ein abschließender Hinweis: All die Dinge, die in diesem Buch beschrieben werden, können nur dann ihre volle Wirkungskraft entfalten, wenn Du Dich auf sie und auf den dahinterstehenden Prozess einlässt. Oftmals stehen wir unserem eigenen Glück im Wege, ohne es selbst zu merken. Versuche also offen und frei von Bedenken und Vorurteilen an die verschiedenen Methoden heranzugehen. Du wirst sehen, wie Du Dich selbst und Deinen Körper so Stück für Stück immer besser kennen und schätzen lernst.

Spirituelle Entwicklung ist das Geburtsrecht eines jeden Menschen. Nimm dieses Geschenk an und Du wirst sehen, dass Du alles in Händen hältst, was Du für ein glückliches und zufriedenes Leben benötigst.

Woche 1:

Das Muladhara Chakra – die Wurzel der Existenz

Das Muladhara Chakra ist das erste und wichtigste Chakra in unserem Körper. Es basiert auf dem Element der Erde (Privti) und ist die Quelle unserer Lebensenergie. Als Wurzel unserer Existenz (Sanskrit: Mulad = Wurzel; Hara = Existenz) steht es repräsentativ für alles im Leben, was uns Halt und Schutz gibt. Da es die Basis des Chakren-Systems und zugleich die Grundlage für die Verlängerung unseres Lebens darstellt, ist es umso dramatischer, wenn der Energiefluss im Wurzelchakra zum Erliegen kommt.

Das Symbol des Wurzelchakras ist eine rote Lotusblüte, die in einem satten zinnoberrot erstrahlt. Im Spektrum der Chakra-Farben symbolisiert Rot die Vitalität und die Stärke. Ebenfalls wird dieses Chakra mit den Farben Gelb oder Gold assoziiert – hierbei handelt es sich allerdings um die Farbe des Elementes der Erde. Traditionelle Zeichnungen zeigen das Muladhara oftmals als Kreis mit vier Blütenblättern und einem nach unten weisenden Dreieck, das die Lebensenergie von unten – also von der Erde her – aufnimmt. Die Symbolik steht außerdem sinnbildlich für den Geist, der sich mit der irdischen Materie verbindet und in unserem physischen Körper ruht. Diese Darstellung unterstreicht die Bedeutung des Wurzelchakras als Fundament der lebenswichtigen kosmischen Kraft.

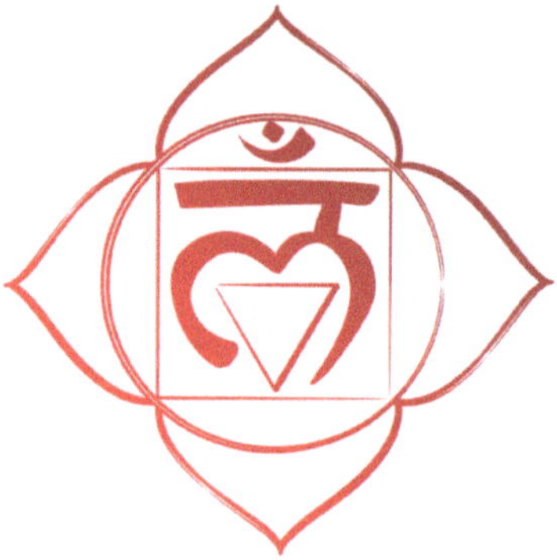

Wo befindet sich das Muladhara Chakra?

Was eine Wurzel ist, das wissen wir alle: Dabei handelt es sich um den Teil der Pflanze, der oft fein verästelt ist und sich im Boden befindet. Durch die Wurzel findet die Pflanze halt und sie stellt zugleich das *Organ* für die Aufnahme von Nährstoffen dar. Das Wurzelchakra ist auf der energetischen Ebene im eigentlichen Sinne nichts anderes. Gelegen direkt am Ende der Wirbelsäule – dem sogenannten Damm – liegt es zwischen den Genitalien, dem Steißbein und dem Anus. In diesem Bereich ruht die schlafende Schlange Kundalini, die nur darauf wartet, dass ihre Bewusstseinsenergie erweckt wird, damit sie sich auf alle anderen Chakren verteilen kann. Gleichzeitig ist das Wurzelchakra der Ursprung der drei wichtigsten Nadis im menschlichen Körper: Ida, Pingala und Sushumna.

Ein entscheidender erster Schritt ist das Verständnis der Rolle und des Zwecks eines jeden Chakras. Nur so ist es Dir möglich, einen harmonischen Energiefluss (wieder-)herzustellen. Da die Chakren über die Nadis miteinander verbunden sind, führt die Ausbalancierung eines einzelnen Chakras immer auch zu Veränderungen in den anderen Energiezentren. Beginnst Du Deine Chakra-Reise, dann ist es unerlässlich, dass Du zuerst das Wurzelchakra von möglichen Störungen und Dysbalancen befreist, um so die Grundlage für Dein persönliches Wachstum zu schaffen. Stell Dir vor, Du würdest ein Haus bauen, in dem Du viele Jahre leben möchtest. Du würdest in diesem Fall sicherlich auch nicht mit dem Dach, den Fenstern oder den Wänden anfangen, sondern mit einem soliden Fundament, das der Konstruktion Halt und Stabilität verleiht.

Was sind die zentralen Lebensthemen des Muladhara Chakra?

Das Muladhara bildet also das Fundament, auf dem wir unser Leben aufbauen und repräsentiert daher die folgenden Lebensthemen, Grundbedürfnisse und Verhaltensmerkmale:

- Sicherheit und Geborgenheit,
- Lebenskraft und Lebenswille,
- Selbsterhaltung und Überleben,
- Familie und Zuhause,

- Selbstvertrauen und Urvertrauen,
- Schutz und Rückzug,
- Stabilität und Beständigkeit,
- Vitalität und Lebensfreude.

Ein energetisches Ungleichgewicht im Basischakra wird sich dementsprechend in diesen Bereichen widerspiegeln beziehungsweise eine Auswirkung auf sie haben.

Wann und wie entsteht ein Ungleichgewicht im Muladhara Chakra?

In der Chakren-Lehre schreitet die Entwicklung des menschlichen Körpers in Sieben-Jahreszyklen voran, die bis zur Vollendung des 49. Lebensjahres reichen. Man darf hierbei allerdings nicht den Fehler machen, diese Phasen exakt und haarscharf voneinander trennen zu wollen. Denn genau wie der Mensch selbst, ist auch die Entwicklung der einzelnen Chakren sehr individuell. Während die verschiedenen Entwicklungsprozesse bei manchen Menschen früher stattfinden und abgeschlossen sind, benötigen andere Menschen länger, um sie zu durchlaufen. Von entscheidender Bedeutung ist daher weniger die Dauer der Zyklen, sondern vielmehr die Tatsache, dass die verschiedenen Entwicklungsstufen vom Muladhara bis hin zum Sahasrara Chakra aufeinander aufbauen.

Entsprechend dieser Reihenfolge liegt der Beginn Deiner grobstofflichen Existenz also im Mutterleib, wenn sich die Lebensenergie Prana nach der Befruchtung ins Grobstoffliche transformiert. Dieser Zeitpunkt legt den Grundstein für das Wurzelchakra. Die Lebensphase von 0 bis 7 Jahren ist ganz besonders von dem Bedürfnis nach Sicherheit und Geborgenheit geprägt. Vor allem in den ersten Lebensjahren bildet sich das (Ur-)Vertrauen zu uns selbst und anderen Menschen und wir erhalten einen tiefen Sinn für Familie, Heimat und das Zuhause. Bedingungslose Liebe und ein stabiles Umfeld in dieser Phase gelten als Voraussetzung, damit das Wurzelchakra erblühen und sich in den folgenden Lebensjahren ungehindert entfalten kann. Dysbalancen im ersten Chakra lassen sich daher nicht selten auf die Abwesenheit von eben dieser Liebe und Geborgenheit zurückführen. Darüber hinaus können ungelöste Probleme, negative Erfahrungen und Traumata aus dieser Zeit verschleppt werden und uns bis ins hohe Lebensalter nachhaltig verstören. Der Einflussbereich des Wurzelchakras ist also keineswegs nur auf diese frühe und kindliche Lebensphase begrenzt, sondern spielt unser gesamtes Leben lang eine entscheidende Rolle.

Weitere Auslöser für ein gestörtes Wurzelchakra können in der Veränderungen Deiner Lebensumstände liegen. Dabei kann es sich um einen Umzug, einen Wechsel des Arbeitgebers oder eine lange Reise handeln. Häufig liegt die Ursache aber auch in der eigenen Psyche und im Unterbewusstsein: Ein verletztes Vertrauen, toxische Beziehungen oder Schwierigkeiten innerhalb der Familie sind typische Beispiele dafür, wie das erste Chakra aus dem Gleichgewicht gerät. Im Wesentlichen ist hier all das zu nennen, was die Grundfesten Deines Lebens erschüttert und Dir Stabilität und Beständigkeit raubt.

Welche physischen und psychischen Auswirkungen hat ein gestörtes Muladhara Chakra?

Ist das Muladhara gestört, dann gerät damit das Fundament des gesamten Chakren-Systems aus dem Gleichgewicht. Durch die besondere Verbindung des Wurzelchakras mit Annamaya Kosha – beziehungsweise dem Nahrungskörper – zeichnet sich dies vor allem auf der körperlichen Ebene durch wiederkehrende, gesundheitliche Probleme aus. Die Anzeichen für ein gehemmtes Wurzelchakra sind durchaus vielfältig und können von Person zu Person unterschiedliche Formen annehmen. Klassische Symptome sind:

- Beschwerden an Beinen und Füßen,
- Rückenschmerzen (vor allem im unteren Rückenbereich),
- Blasen- und Nierenprobleme,
- schnelles Frieren (eisige Finger und Füße),
- Magen- und Verdauungsprobleme,
- Probleme mit dem Kreuzbein und dem Hüftgelenk,
- Haut-, Knochen- und Skelettkrankheiten.

Neben solchen körperlichen Problemen können sich Dysbalancen im Wurzelchakra zusätzlich in Form von seelischen und geistigen Störungen manifestieren. Folgende Dinge weisen auf eine Unterfunktion oder Überfunktion des ersten Chakras hin:

- Angstzustände bis hin zu Depressionen,
- mangelndes (Selbst-)Vertrauen,
- eine fehlende innere Zufriedenheit,
- allgemeine Energie- und Kraftlosigkeit,
- Gefühle und Gedanken der Bedrückung oder Unzulänglichkeit wie beispielsweise.: »Ich fühle mich verloren« oder »Ich gehöre nicht dazu«,
- Störung des Urteilsvermögens,
- ungezügelte Heißhunger-Attacken,
- Anfälligkeit für Suchtstörungen.

Zudem steht das erste Chakra auf organischer Ebene in einer engen Verbindung mit den Nebennieren, die für die Ausschüttung der Stresshormone Cortisol, Adrenalin und Noradrenalin verantwortlich sind. Eine Schwächung des Wurzelchakras kann daher auch einen spürbaren Effekt auf unseren Hormonhaushalt und dementsprechend auf unseren Gemütszustand haben. Sobald Du Dich dafür entschieden hast, Dein Wurzelchakra zu harmonisieren, ist es Dir möglich, eben diesen Folgen entgegenzuwirken. Du baust dann wieder mehr Selbstbewusstsein auf und zugleich Stress ab.

Lebensfragen für das Muladhara Chakra

Nicht nur anhand körperlicher und psychischer Beschwerden kannst Du erkennen, wie es um die Balance des Wurzelchakras bestellt ist, sondern ebenfalls mit Hilfe von gewissen Lebensfragen. Solltest Du Dich also häufig mit den nachfolgenden Fragen konfrontiert sehen, dann musst Du Deinem Wurzelchakra unbedingt mehr Aufmerksamkeit schenken:

- Kommen bei Dir häufig Gedanken auf wie »Keiner ist für mich da?« und fühlst Du Dich oft einsam und allein gelassen?
- Ist Dein Vertrauen in Dich selbst und Dein Leben äußerst gering?
- Fühlst Du Dich weder geborgen noch sicher?
- Hast Du oft das Gefühl, den Boden unter den Füßen zu verlieren?
- Sehnst Du Dich nach mehr Halt, Stabilität und Beständigkeit in Deinem Leben?
- Hast Du den Wunsch, dass andere sich mehr um Dich kümmern?
- Fühlst Du Dich hin- und hergerissen zwischen der Sehnsucht nach dem Alleinsein und dem Bedürfnis nach Gesellschaft und Gemeinschaft?
- Fühlst Du Dich in Deinem Körper einfach nicht mehr wohl?
- Hast Du ein starkes Bedürfnis nach einem *Zuhause*?
- Hast Du Schwierigkeiten, Deine Grundbedürfnisse in Form von Essen, Trinken und Schlafen ausreichend zu befriedigen?

Du siehst, wie vielfältig die verschiedenen Lebensfragen ausfallen können und wie wichtig es ist, das Wurzelchakra stets im Auge zu behalten und bei Bedarf zu stärken. Kommt es zu einer Dysbalance, dann wirst Du nicht nur in Deinen natürlichen, körperlichen Prozessen behindert, sondern ebenfalls in Deiner persönlichen und spirituellen Entwicklung.

Warum ist es so wichtig, das Muladhara zu heilen?

Ist das Wurzelchakra harmonisch, dann fühlst Du Dich bodenständig, geerdet und stehst mit beiden Beinen fest im Leben. Nichts kann Dich so schnell aus der Ruhe bringen und auch in hektischen und stressigen Situationen bewahrst Du stets die Fassung. Du bejahst das Leben und strahlst diese Lebensfreude spürbar aus. Deine persönlichen Ziele und Vorhaben sind von Erfolg und Fortschritt geprägt. Darüber hinaus vermittelt ein ausgeglichenes Basischakra das Gefühl der Sicherheit und Stabilität. Mit einem Wurzelchakra, das sich im Gleichgewicht befindet, bist Du Dein eigener Fels in der Brandung. Du ersetzt Angst und

Zweifel durch Lebensfreude und Vertrauen. Gleichzeitig schaffst Du Dir einen klaren Bezug zur Realität und übernimmst die Kontrolle über Dich selbst, Dein Leben und Dein Schicksal. Ohne die erdenden Energien des Muladhara fühlst Du Dich gewissermaßen *entwurzelt.* Negative Gedanken, limitierende Glaubenssätze und ein anhaltender Pessimismus können Dich überwältigen, wenn Du die Verbindung zur Urquelle der Lebensenergie nicht wiederherstellst.

Die Arbeit mit Deinem Muladhara Chakra

Wie Du nun weißt, bringt das Öffnen eines jeden Chakras für Dein körperliches und emotionales Wohlbefinden einen unterschiedlichen Nutzen mit sich. Insbesondere die Arbeit mit dem Wurzelchakra ist zwar leicht zu erlernen, kann aber zugleich eine tief greifende Auswirkung auf Dein Lebensgefühl haben. Wenn das Wurzelchakra geöffnet ist und die Energie frei und ungestört fließt, dann wirst Du dies ganz intuitiv wahrnehmen, da nicht nur Dein Selbstvertrauen dadurch gestärkt wird, sondern Du ebenfalls in der Lage bist, Dich Deinen Gefühlen zu stellen. Kurz gesagt: Du erfährst ein grundlegendes Gefühl der Entspannung und Sicherheit, das alle Aspekte Deines Lebens durchdringt.

Die folgenden körperlichen Übungen konzentrieren sich auf die Muskeln, Organe und physischen Bereiche, die mit Deinem Basischakra in Verbindung stehen. Alle Übungen im Yoga – und nahezu jeder anderen sportlichen Betätigung – folgen dabei im Wesentlichen demselben Prinzip. Du baust Spannung im Muskel auf, hältst diese Spannung aufrecht und löst sie anschließend wieder auf. Im Yoga machen wir uns diesen Prozess so bewusst wie möglich, um die Wahrnehmung für den eigenen Körper zu stärken und Verspannungen gezielt zu lösen, damit die Energie wieder frei und ungehindert durch den Körper strömen kann.

Auch wenn sich die folgenden Übungen schwerpunktmäßig auf den Bereich des Wurzelchakras konzentrieren, können sie gleichzeitig einen positiven Effekt auf die nachfolgenden Chakren haben. Denn grundsätzlich ist die Yoga-Praxis immer ein ganzheitlicher Ansatz, der auf alle Chakren wirkt. Dies hängt nicht zuletzt damit zusammen, dass die Chakren entlang der Wirbelsäule angeordnet sind und die Mobilisation der Wirbelsäule in nahezu allen Asanas eine wichtige Rolle spielt.

Noch ein kurzer Hinweis: Die Übungen sollen Dich zwar fordern, aber sich gleichzeitig gut anfühlen. Solltest Du also feststellen, dass Dir eine der folgenden Übungen nicht guttut, dann kannst Du sie einfach überspringen und zu einem späteren Zeitpunkt nachholen. Gleiches gilt für den Fall, dass Du akute gesundheitliche Einschränkungen hast und eine Übung nicht durchführen kannst.

Asanas für das Muladhara Chakra

Als Zentrum der Lebensenergie hat das Wurzelchakra seinen Sitz im Beckenboden. Die folgenden Übungen und Meditationen konzentrieren sich daher auf das Steißbein, das Kreuzbein sowie die Mobilisation der Lendenwirbelsäule, um ein Gefühl von Erdung und Stabilität (wieder-)herzustellen. Das bringt Körper und Geist in Einklang und fördert die mentale Balance. Zusätzlich haben die verschiedenen Asanas eine beruhigende Wirkung und reduzieren die Ausschüttung des Stresshormons Cortisol. Aber nun lass uns endlich loslegen mit den Asanas für Dein Wurzelchakra!

Tadasana – die Berghaltung

Die Berghaltung ist die Mutter aller Asanas und bildet die Ausgangsposition für viele Übungen und Sequenzen.

Schritt für Schritt

- Nimm einen stabilen Stand ein, sodass sich die Füße von der Ferse bis zur Fußspitze berühren. Halte den Rücken gerade und den Kopf in Verlängerung der Wirbelsäule. Die Arme sind durchstreckt und befinden sich parallel zum Körper.
- Spanne das Gesäß und die Bauchmuskulatur an, sodass sich die Hüfte leicht nach vorne schiebt. Gleichzeitig ziehst Du die Schulterblätter zusammen und hältst aktiv die Körperspannung aufrecht.
- Schließe Deine Augen und atme ruhig und entspannt weiter.
- Nimm Dir einen Augenblick, spüre die Verbindung mit der Erde und genieße die Ruhe und Gelassenheit dieser Haltung.

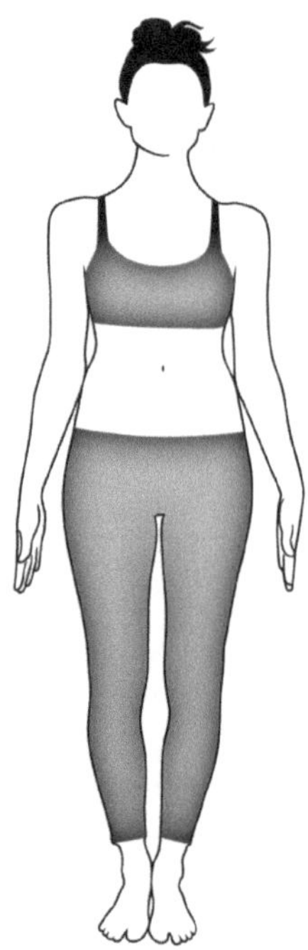

Apanasana – Knie-zum-Kinn-Position

Diese Bewegung eignet sich hervorragend als Aufwärmübung, um die Durchblutung im Unterleib anzuregen und die Muskulatur im Rücken- und Gesäßbereich zu lockern.

Schritt für Schritt

- Begib Dich zunächst in die Rückenlage. Kopf, Schulter- und Nackenmuskulatur befinden sich in einer neutralen Position.
- Hebe das Knie in einem rechten Winkel an und ziehe es mit beiden Händen behutsam zur Brust.
- Erhöhe langsam den Druck und spüre die Dehnung und die aufkommende Wärme in Deinem Gesäß und dem Beckenboden.
- Verweile für einige tiefe Atemzüge in dieser Haltung und kehre anschließend wieder in die Ausgangsposition zurück, um mit dem anderen Bein fortzufahren.
- Wiederhole die Übung zwei- bis dreimal pro Bein.

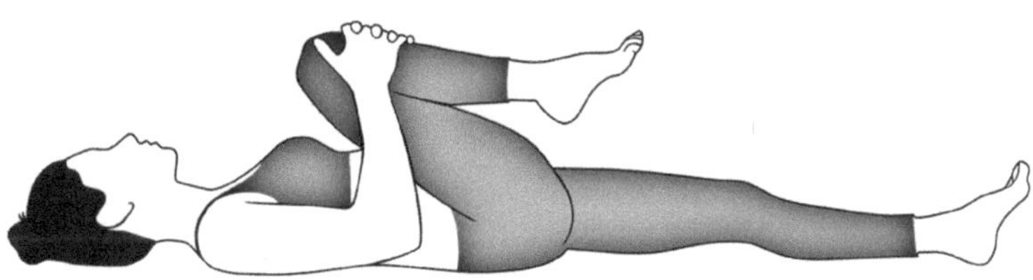

Majariasana und Bitilasana – Katze und Kuh

Majariasana und Bitilasana – besser bekannt als Katze und Kuh – sind zwei beliebte Aufwärmübung im Yoga, die gerne kombiniert werden und sowohl für Anfänger als auch Fortgeschrittene geeignet sind. Das Wechselspiel aus Wirbelsäulenbeugung und -streckung mobilisiert den gesamten Körper, stärkt die Rückenmuskulatur und löst Verspannungen.

Schritt für Schritt

- Die Übung beginnt im Vierfüßler-Stand. Die Hände liegen flach auf dem Boden und die Arme sind ausgestreckt. Die Schultern befinden sich in einer Linie über den Handgelenken.
- Die Knie stehen unterhalb der Hüften, sodass die Wirbelsäule eine neutrale Position einnimmt.
- Mit der nächsten Ausatmung lässt Du den Kopf behutsam nach vorne sinken und ziehst Deinen Bauchnabel in Richtung der Wirbelsäule, sodass sich Dein Rücken automatisch zu einem *Katzenbuckel* rundet.
- Mit der nächsten Einatmung lässt Du den Bauch wieder in Richtung Boden absinken, während Dein Rücken ein leichtes Hohlkreuz bildet. Gleichzeitig legst Du den Kopf vorsichtig in den Nacken.
- Achte auf langsame und kontrollierte Beuge- und Streckbewegung und wechsele 60 Sekunden lang zwischen Katze und Kuh hin und her.

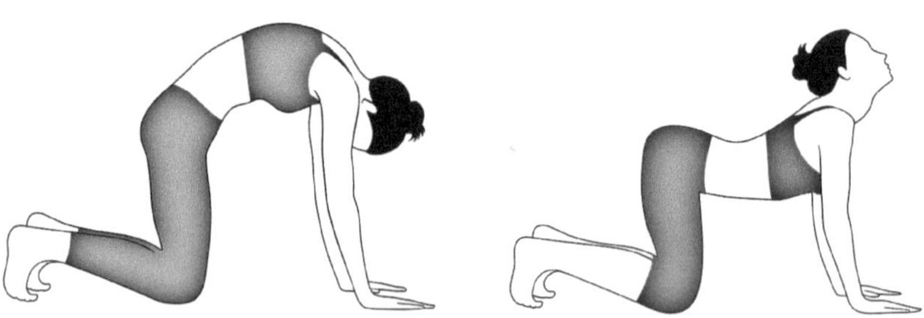

Setu Bandhasana – die Brücke

Die Brücke stärkt die Bein- und Gesäßmuskulatur und nimmt den Druck von der Lendenwirbelsäule. Gleichzeitig verbessert sie die Blutzirkulation und regt den Stoffwechsel im Körper an.

Schritt für Schritt

- Begib Dich in die Rückenlage. Die Knie sind gebeugt und die Füße stehen hüftbreit und parallel zueinander. Die Arme liegen locker und entspannt neben dem Körper auf.
- Hebe das Becken mit der nächsten Einatmung an und schiebe die Hüfte nach oben, bis sich das Körpergewicht auf die Schultern verlagert.
- Erhöhe die Spannung im Gesäß und Beckenboden und halte sie für 5 bis 10 Sekunden aufrecht. Mit der nächsten Ausatmung kehrst Du anschließend Wirbel für Wirbel in die Rückenlage zurück.
- Wiederhole die Brücke vier- bis fünfmal und versuche dabei, die Spannung immer etwas länger aufrechtzuerhalten.

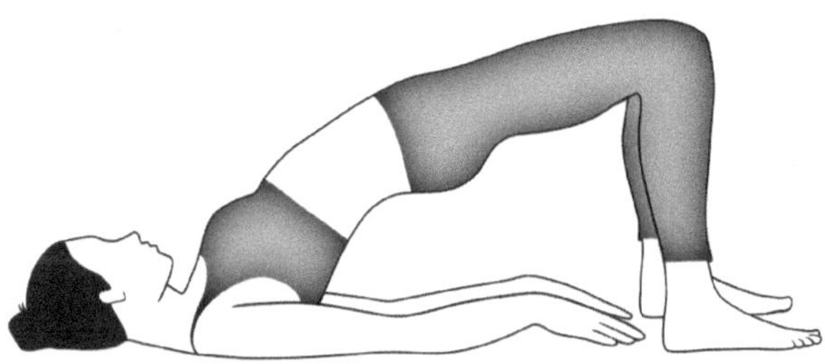

Balasana – Die Stellung des Kindes

Balasana ist eine besonders entspannende Pose im Yoga, die üblicherweise am Ende einer Yoga-Sequenz eingebaut wird. Die klassische Ruhepose dehnt die gesamte Rückenmuskulatur von der Hals- über die Brust- bis hin zur Lendenwirbelsäule. Sie erdet den Körper, entspannt den Geist und stärkt das Urvertrauen und wirkt dadurch extrem beruhigend und stressabbauend.

Schritt für Schritt

- Knie Dich hin und lasse den Oberkörper sanft auf die Oberschenkel absinken. Deine Knie stehen dabei etwa hüftbreit auseinander, während sich die Zehen leicht berühren.
- Lass den Kopf zwischen den Schultern herabsinken und lege die Stirn flach auf den Boden oder ein bequemes Kissen. Die Arme liegen locker und entspannt parallel zum Körper auf.
- Atme gleichmäßig durch die Nase ein und den Mund wieder aus und sinke mit jedem Atemzug tiefer in die Entspannung hinein.
- Schließe die Augen und konzentriere Dich für mindestens 15 lange und tiefe Atemzüge ganz bewusst auf den Strom der Atmung.
- Bevor Du die Augen wieder öffnest, wiederhole den folgenden Satz zwei- bis dreimal innerlich: »Ich fühle mich sicher und geborgen«.

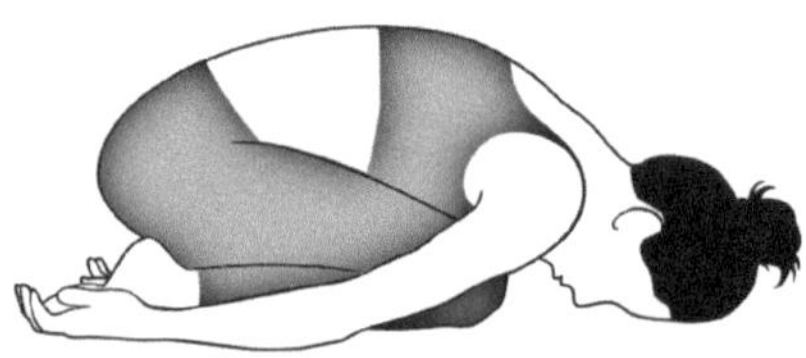

Du kannst die Stellung des Kindes auch hervorragend mit einer Meditation, verschiedenen Achtsamkeits-Übungen oder Atemtechniken verbinden, um die wärmende Energie Deines Wurzelchakras noch deutlicher zu spüren. Wie so eine Meditation und Atemtechnik aussehen kann, erfährst Du im folgenden Abschnitt.

Wurzelchakra-Asanas

Pranayama Lektion 1 – die Bauchatmung

Egal ob zu Hause oder unterwegs, die Bauch- oder Zwerchfellatmung ist nahezu immer und überall einsetzbar. Sie bietet sich vor allem in den Momenten an, in denen Du schnelle Hilfe benötigst und keine Zeit für eine komplette Yoga-Sequenz hast. Du kannst sie sowohl im Sitzen als auch im Liegen durchführen. Es ist die natürlichste Art zu atmen, die im hektischen Alltag oder in Stresssituationen selten oder überhaupt nicht angewandt wird. Durch lange und tiefe Atemzüge wird deutlich mehr Sauerstoff aufgenommen, um das Gehirn und die Organe ausreichend zu versorgen. Außerdem regt die Bauchatmung die Durchblutung des Unterleibs an und stimuliert Deinen Parasympathikus, was automatisch eine Entspannungsreaktion im Körper auslöst. Es ist eine effektive Methode, um Deine Aufmerksamkeit wieder zu Dir selbst zu lenken, Dich bewusst zu entspannen und negative Energien wie Frustration, Nervosität und Angst abzuschwächen.

Schritt für Schritt

- Setze Dich aufrecht und mit gerader Wirbelsäule auf eine bequeme Unterlage. Versuche, alle Muskeln zu entspannen und schließe Deine Augen. Deine Hände kannst Du in Deinem Schoß ablegen.
- Atme nun tief ein und spüre, wie sich die Bauchdecke langsam anhebt. Konzentriere Dich dabei auf den Strom der Atmung und fühle, wie er den Bauch Stück für Stück mit Luft füllt. Zähle innerlich ganz langsam und entspannt bis drei.
- Atme nun in der gleichen Geschwindigkeit wieder tief aus, während Du den Bauchnabel ganz bewusst in Richtung der Wirbelsäule ziehst und dabei

spürst, wie die Luft aus dem Bauch entweicht. Zähle ebenfalls im gleichen Tempo wie zuvor bis drei.

- Wiederhole diese Übung einige Male und lasse die Atemzüge jedes Mal etwas länger werden, bis sie 5 bis 6 Sekunden andauern.
- Lenke Deine Aufmerksamkeit nun ganz bewusst auf die Position des Wurzelchakras, das direkt unterhalb des Steißbeins liegt.
- Stell Dir nun ein rotes Leuchten vor, dass sich an der Basis Deiner Wirbelsäule befindet und sich von hier aus langsam ausdehnt. Spüre, wie es den gesamten Bereich rund um den Beckenboden in ein wärmendes und sattes Licht taucht.
- Bleibe für drei bis fünf Minuten mit diesem Gefühl verbunden. Wenn Deine Gedanken abschweifen, kannst Du Dich ganz einfach wieder auf Deine Atmung konzentrieren, um die Aufmerksamkeit wieder zu Dir zurückzulenken.
- Sobald Du bereits bist, öffnest Du langsam die Augen. Bevor Du Deinen Tag fortsetzt, solltest Du ein paar Minuten ruhen.
- Um Deinen Fokus noch stärker auf das Wurzelchakra zu lenken, kannst Du verschiedene Affirmationen wie: »Ich fühle mich sicher« im Geist wiederholen.

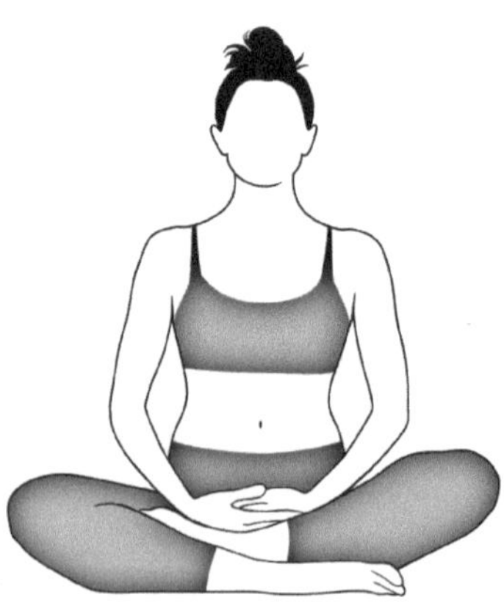

Solltest Du Probleme haben, während der Meditation stillzusitzen, kannst Du auch spazieren gehen. Bei der »Thich-Nhat-Hanh-Meditation« handelt es sich um eine Art *achtsames Gehen*, bei dem Du die Verbindung zwischen Deinem Körper und der Erde vertiefst. Diese *Geh-Meditation* kannst Du wunderbar in der Natur oder an einem ruhigen Ort üben, um so Deine Energie über die Kraft Erde wieder aufzuladen. Orientiere Dich hier ganz einfach an dem Prinzip der Bauchatmung.

Unterstütze Deine Selbstheilungskräfte

Neben den verschiedenen Yoga-Übungen, Meditationen und Atemtechniken, die gewissermaßen den aktiven Teil Deiner Chakra-Arbeit darstellen, gibt es zahlreiche weitere Methoden, die Du ergänzend und unterstützend einsetzen kannst, um Deinen *Energiespeicher* wieder aufzufüllen. Edel- und Heilsteine, ätherische Öle sowie Affirmationen und bestimmte Nahrungsmittel oder energetisiertes Wasser helfen Dir dabei, Dich zu entspannen und Deinen Energiefluss wieder anzuregen.

Edel- und Heilsteine für das Muladhara Chakra

Energieheiler und Naturheilkundige haben bereits vor Tausenden von Jahren spezielle Steine genutzt, um den Geist zu beruhigen und zu fokussieren sowie Stress abzubauen und die Gesundheit und Vitalität zu fördern. Bis heute werden daher die unterschiedlichsten Steine verwendet, um die Chakren zu beeinflussen und sie in ihrer Funktion zu unterstützen. Wenn Du einen dieser Steine als Schmuckstück trägst oder in Händen hältst, dann kann Dir das dabei helfen, das ins Ungleichgewicht geratene Chakra zu heilen. Alternativ können die Steine auch direkt auf die betroffene Stelle aufgelegt werden, um ihre heilende Wirkung zu entfalten.

Die Farben, die mit dem Muladhara Chakra assoziiert werden, sind Rot – das für das Leben und die Leidenschaft steht – sowie Schwarz – das Stabilität und Erdung symbolisiert. Nachfolgend findest Du eine Auswahl von Heilsteinen, die verwendet werden können, um das Wurzelchakra zu harmonisieren.

- **Roter Jaspis:** Der rote Jaspis wird getragen für Mut, Stärke und Ausdauer. Zudem verbessert er die Verbundenheit mit der Natur und dem Element der Erde.
- **Schwarzer Onyx:** Der schwarze Onyx wirkt durch seine Farbe mysteriös, geheimnisvoll und undurchdringlich zugleich. Traditionell wird er getragen, um das Selbstwertgefühl zu steigern und negative Gedanken abzuwehren.
- **Roter Goldstein:** Der rote Goldstein gilt auch als Stein des Vertrauens. Er fördert eine positive Einstellung zum Leben und hat eine beruhigende Wirkung auf seinen Träger.
- **Schwarzer Obsidian:** Der schwarze Obsidian ist ein Schutzstein, der negative Energien absorbiert und seinen Träger vor schädlichen Einflüssen schützt. Zugleich wirkt er beruhigend und erdend.

Chakra-Heilsteine

Aromen und Düfte für das Muladhara Chakra

Neben den verschiedenen Edelsteinen, die Du als Schmuckstück oder in Form eines Talismans bei Dir tragen kannst, bringt die Aromatherapie ebenfalls heilende Eigenschaften für das Wurzelchakra mit sich. Dafür kommen vor allem erdige ätherische Öle wie zum Beispiel Angelika, Patschuli, Vetiver, Zeder, Rosmarin, Zypresse, Ingwer oder Nelke zum Einsatz, die Du auf der Unterseite der Füße oder Deiner Lendenwirbelsäule auftragen kannst. Sie stimulieren den Energiefluss in Deinem Basischakra und helfen dabei, Dich von negativen Gedanken zu befreien. Solche ätherischen Öle kannst Du wunderbar nach dem Duschen auftragen und die besagten Stellen damit einreiben. Darüber hinaus lassen sich in der richtigen Kombination reichhaltige Mixturen für das erste Chakra zusammenstellen.

Fußbad für das Muladhara Chakra

- 4 Tropfen Rosmarinöl
- 4 Tropfen Pfefferminzöl
- 2 Tropfen Pinienöl
- 2 Tropfen Teebaumöl

Ein revitalisierendes Fußbad kann bei schmerzenden Füßen helfen, Dich erden und Dir ein Gefühl von Sicherheit und Vertrauen verleihen. Fülle eine ausreichend große Schüssel mit etwa 1,5 l lauwarmen Wasser und gib die verschiedenen Öle nacheinander hinzu. Anschließend gut verrühren und die Füße für mindestens 15 Minuten darin baden.

Affirmationen und Bestätigungen für das Muladhara Chakra

Für die Heilung des Wurzelchakras sind Bestätigungen oder Bejahungen äußerst hilfreich. Wie alle (Selbst-)Bekräftigungen kannst Du diese positiven Aussagen mehrmals am Tag wiederholen oder in Deine Yoga- und Meditationspraxis integrieren. Auch wenn Dich im Alltag mal wieder negative Gedanken und limitierende Glaubenssätze einholen, können diese Affirmationen eine schnelle und effektive Sofort-Hilfe darstellen. Du musst Dich dabei natürlich nicht nur eine der folgenden Selbstbestätigungen beschränken, sondern kannst gleich mehreren nutzen und sie kombinieren. Vor allem direkt nach dem Aufstehen – also bevor Du in den Tag startest – ist ein wunderbarer Zeitpunkt dafür. Nachfolgend findest Du einige Beispiele für Affirmationen, die Dein Urvertrauen und das Wurzelchakra stärken. Selbstverständlich kannst Du auch gerne eigene Affirmationen formulieren, die noch besser auf Dich und Deine persönliche Situation zugeschnitten sind:

- »Wo immer ich auch bin, ich bin sicher und gut aufgehoben.«
- »Ich bin entspannt und fühle, dass ich mit beiden Beinen im Leben stehe.«
- »Mein Körper und Geist sind gesund und mein Leben ist reichhaltig.«
- »Ich bin mit der Erde verankert und werde vom Universum unterstützt.«

- »Das Universum wird immer für mich sorgen.«
- »Ich verdiene und erhalte Unterstützung, wann immer diese notwendig ist.«
- »Ich spüre, wie sich mein Wurzelchakra öffnet und ich mehr Stabilität erhalte.«
- »Ich bin sicher und glücklich in meinem Zuhause.«

Für den größtmöglichen Effekt kannst Du solche Bestätigungen mit Deinen Yoga-Posen kombinieren und gleichzeitig einen Wurzelchakra-Stein in Händen halten. Zudem kann es sehr hilfreich sein, sich die Bestätigungen aufzuschreiben und an einer prominenten Stelle zu platzieren, damit Du sie Dir jeden Tag mehrfach ins Gedächtnis rufst.

Ernährung für das Muladhara Chakra

Wenn Du das Wurzelchakra über Deine Ernährung von einer energetischen Dysbalance befreien möchtest, dann ist eine kraftspendende und erdende Kost das Mittel der Wahl. Durch die Verbindung mit dem Element der Erde sind es vor allem rot gefärbte und erdige Früchte und Gemüsesorten, die dem Muladhara Chakra dabei helfen, seine volle Wirkung zu entfalten. Dabei handelt es sich beispielsweise um die folgenden Lebensmittel:

- Rote Früchte wie Granatäpfel, Erdbeeren, Kirschen oder Himbeeren.
- Wurzelgemüse wie Rote Bete, Kartoffeln, Rettich, Radieschen, Klettenwurzel, Kohlrabi, Karotten oder Rüben.
- Protein- und nährstoffreiche Kost wie Nüsse, Tofu und Sojaprodukte, Hülsenfrüchte oder Bohnen.
- Stärkende Saaten wie Sesam, Sonnenblumensamen sowie Lein- oder Chiasamen.
- Scharfe und rote Gewürze wie Cayenne-Pfeffer, Chili, Paprika oder Sumach.

Versuche, diese Lebensmittel so oft wie möglich in Deinen Speiseplan zu integrieren, um Dein erstes Chakra zu stärken.

Das Wichtigste auf einen Blick

Namen	Wurzelchakra, Basischakra, Muladhara, 1. Chakra
Lage	Am Ende der Wirbelsäule zwischen Anus und Genitalien
Entwicklungsalter	0 - 7 Jahre
Lebensthemen	Urvertrauen, Erdung, Sicherheit, Schutz, Stabilität, Existenz, Lebenskraft, Familie
Zuordnung zum Körper	Beckenboden, Steißbein, Dick- und Enddarm, Anus, Füße, Beine, Knochen
Sinnesfunktion	Geruchssinn
Drüsen & Hormone	Milz und Nebennieren: Adrenalin, Cortisol
Mögliche Symptome	Rückenschmerzen, Blasen- und Nierenprobleme, Magen- und Verdauungsprobleme, Probleme in Beinen und Füßen, mangelndes (Selbst-)Vertrauen, Existenzängste, Kraftlosigkeit, Misstrauen, Phobien
Yoga-Asanas	Berghaltung, Katze und Kuh, Die Brücke, Stellung des Kindes, Knie-zum-Kinn-Position
Edel- & Heilsteine	Jaspis, Onyx, Goldstein, Obsidian
Aromen & Düfte	Erdige ätherische Öle wie Angelika, Patschuli, Vetiver, Zeder, Rosmarin, Zypresse, Ingwer, Nelke oder Moschus
Affirmation	»Mein Körper und Geist sind gesund und mein Leben ist reichhaltig.«
Ernährung	Rote Früchte, Wurzelgemüse, Saaten, Bohnen, Hülsenfrüchte

Woche 2:

Das Swadhisthana Chakra – die Wiege des Lebens

Das Swadhisthana oder Sakralchakra ist das Zentrum Deiner Emotionen und repräsentiert Ausgeglichenheit, Lebenskraft, Zufriedenheit und Genuss. Während das Wurzelchakra die grundlegenden Fragen Deines (Über-)Lebens repräsentiert, symbolisiert das zweite Chakra die Leidenschaft und das Vergnügen in Deinem Leben. Der Sanskrit-Begriff heißt übersetzt so viel wie *Lieblichkeit* oder *Süße*, kann aber auch mit *Wohnstätte* übersetzt werden. Als Quelle der schöpferischen Lebenskraft verleiht es unserer Kreativität, Sinnlichkeit und Sexualität ihren Ausdruck, weshalb es auch als das Sexualchakra bezeichnet wird. Das Sakralchakra wird zudem dem Element Wasser (Apas) zugeordnet, da es für den Fluss der Lebensenergie im energetischen Körper (Pranamaya Kosha) verantwortlich ist. Mit Sicherheit erinnerst Du Dich noch daran, dass Pranamaya Kosha eine wichtige Rolle für die *flüssigen Aspekte* des physischen Körpers – also Blut, Lymphe sowie Gehirn- und Rückenmarksflüssigkeit – spielt. Eben aus diesem Grund ist die Energie des zweiten Chakras durch Attribute wie Flexibilität, Vielseitigkeit und Anpassungsfähigkeit geprägt.

Das Swadhisthana wird mit einem kraftvollen und warmen Orange assoziiert, das das innere Feuer des Menschen widergespiegelt. Das Symbol des zweiten Chakras ist ein Kreis mit sechs Blütenblätter und einer Mondsichel. Während der Kreis in diesem Kontext für das Element Wasser steht, symbolisiert der zunehmende Halbmond die lunaren und weiblichen Energien. Diese traditionelle Symbolik greift die enge Beziehung zwischen den Mondphasen und den Schwankungen des Meeresspiegels (Ebbe und Flut) auf. Darüber hinaus bezieht sich die Symbolik auf den weiblichen Menstruationszyklus, der etwa ebenso viele Tage wie ein Mondzyklus in Anspruch nimmt.

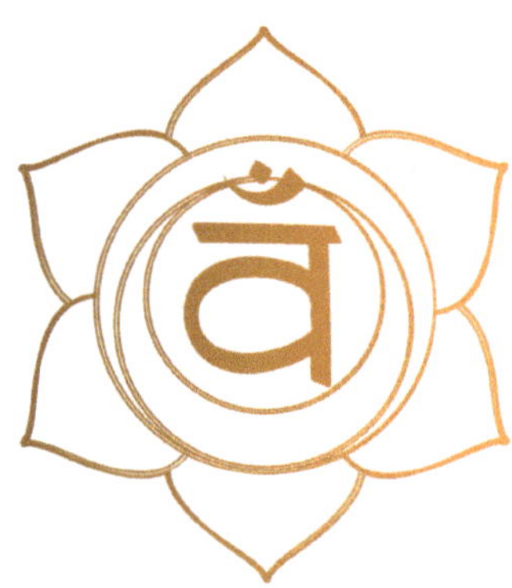

Wo befindet sich das Swadhisthana Chakra?

Das Sakralchakra liegt etwa eine Handbreit unter dem Bauchnabel und oberhalb der Geschlechtsorgane. Vom Rücken aus betrachtet, befindet es sich also etwa auf Höhe der Lendenwirbelsäule. Als Zentrum der menschlichen Sexualität und Fortpflanzung kann es sich auf den Genitalbereich und insbesondere auf den Bereich der Eierstöcke bei den Frauen und den Bereich der Hoden bei den Männern ausweiten. Dies unterstreicht, dass das zweite Chakra nicht umsonst als Sexualchakra bezeichnet wird. Neben dem Becken, den Geschlechtsorganen und der Lendenwirbelsäule ist es ebenfalls mit dem Energiefluss in der Harnblase, den Nieren und dem Lymphsystem verbunden.

Was sind die zentralen Lebensthemen des Swadhisthana Chakra?

Als Zentrum Deiner Emotionen und Leidenschaft drückt sich das Sakralchakra insbesondere durch Deine Bedürfnisse und Verlangen aus, weshalb es auch mit den folgenden Lebensthemen und Eigenschaften in einer engen Verbindung steht:

- Ausgeglichenheit und Lebensfreude,
- Sinnlichkeit und Begierde,
- Sexualität und Liebesleben,
- Fortpflanzung und Wiedergeburt,
- Kreativität und Schöpfungskraft,
- Erotik und Lust,
- Genuss und Vergnügen,
- Begeisterung und Leidenschaftlichkeit,
- Enthusiasmus und Dynamik.

Wann und wie entsteht ein Ungleichgewicht im Swadhisthana Chakra?

Das Sakralchakra entwickelt sich vor allem zwischen dem 8. und 14. Lebensjahr, also genau in der Zeit, in der sich erst unser Selbstbewusstsein und anschließend die Anfänge unserer Sexualität entwickeln. Probleme und Dysbalancen können daher oftmals auf einschneidende Erlebnisse und Traumata in dieser Zeit zurückgeführt werden. Ein unterdrücktes Verlangen kann beispielsweise der Auslöser für eine energetische Störung im zweiten Chakra sein. Die Ursachen dafür können unterschiedlichster Natur sein und reichen von einer strengen und antisexuellen Erziehung über eine gesellschaftliche oder kulturelle Prägung bis hin zu schmerzhaften Erfahrungen im zwischenmenschlichen Bereich.

Die erste große Hürde für das Swadhisthana liegt also in unserer gesellschaftlichen Konditionierung. Wir leben in einer Welt, in der heftige Gefühlsausbrüche und leidenschaftliche Emotionen oftmals als Tabu-Thema gelten, sprich: mit Scham und Angst behaftet sind. Von klein auf wird uns beigebracht, dass Wut als ungehörige Emotion gilt und dass wir die Kontrolle über uns selbst und unsere Gefühle niemals verlieren dürfen. Denn wer sich *gehen lässt*, die Fassung verliert oder gar vor anderen weint, der zeigt Schwäche. Vor allem im Berufsleben gilt der Ausdruck von Gefühlen als absolutes No-Go und viele solcher Glaubenssätze sind bis heute noch omnipräsent am Arbeitsplatz. Zusätzlich bewegen wir uns in einem wahren gesellschaftlichen Spannungsfeld, wenn es um das Thema Sexualität geht. Denn einerseits gilt Sex als *die schönste Sache der Welt*. Andererseits sind Sexualität, Erotik und Freizügigkeit sowie Zärtlichkeiten in der Öffentlichkeit vielerorts immer noch ein großes Tabu-Thema, über das nicht gerne offen geredet wird. Es scheint also wenig verwunderlich, dass sich diese Kontroverse auf das Sexualchakra als Quelle unserer Gefühle und Leidenschaftlichkeit auswirkt.

Unser Umfeld kann also einen ganz entscheidenden Einfluss auf die Gesundheit unseres zweiten Chakras nehmen. Wenn die gesellschaftlichen Normen und Regeln nicht mit unseren eigenen Bedürfnissen kompatibel scheinen und uns das Gefühl geben, uns verstellen zu müssen, dann führt dies automatisch zu einem energetischen Ungleichgewicht und einer (Funktions-)Störung im Sakralchakra. Wer nie gelernt hat, dass es nicht nur in Ordnung, sondern ein *Muss* ist, seinen

Gefühlen Ausdruck zu verleihen, der koppelt seinen Körper und Geist voneinander ab. Abseits dieser gesellschaftlichen Kontroverse können Beziehungsprobleme, nicht befriedigte Bedürfnisse in einer Partnerschaft oder eine nicht erwiderte und unerfüllte Liebe der Grund für Dysbalancen sein. Nicht zuletzt nehmen stark negative Gefühle wie Traumata oder lang anhaltender und chronischer Stress einen großen Einfluss auf die Gesundheit des zweiten Chakras.

Welche physischen und psychischen Auswirkungen hat ein gestörtes Swadhisthana Chakra?

Menschen, deren Sakralchakra geöffnet ist und sich im Gleichgewicht befindet, werden oftmals als ausgesprochen lebensfrohe, sinnliche, kreative sowie emotionale und leidenschaftliche Personen gesehen. Sie sprühen vor Lebensenergie und stecken andere mit ihrer Positivität an. Doch sobald der Fluss der schöpferischen Lebensenergie blockiert oder gestört ist, äußert sich dies vor allem durch Antriebs- und Lustlosigkeit, Müdigkeit, Abgeschlagenheit sowie fehlender Kraft und Motivation. Sollte dies bei Dir der Fall sein, dann bist Du nicht mehr in der Lage Dein Leben in vollen Zügen zu genießen und Du erfährst andauernde oder immer wiederkehrende Stimmungsschwankungen und emotionale Tiefpunkte.

Eine energetische Unterfunktion kann sich außerdem in Form von Potenzstörungen oder einem Verlust der Libido manifestieren. In solchen Fällen bist Du nicht mehr in der Lage, Dein Sexualleben in vollen Zügen zu genießen und empfindest es eher als wenig anregend oder sogar unangenehm. Darüber hinaus kann es zu Problemen beim Orgasmus kommen. Manche Menschen erleben sogar starke Schuldgefühle oder leiden unter generellen Problemen in Bezug auf ihre Intimität und Vertrautheit mit anderen Menschen. Andererseits kann es durch eine Überfunktion des Sakralchakras zu einem umgekehrten Verhalten kommen. In solch einem Fall kann ein zwanghaftes sexuelles Verhalten auftreten, das sich über einen gesteigerten Sextrieb bis hin zu einer Sexgier äußert. Ein gestörtes zweites Chakra ist also nicht nur das Zentrum, sondern gleichzeitig auch das Spiegelbild unserer Emotionen. Denn ein inneres Ungleichgewicht kann sich mit Leichtigkeit in Negativität, emotionalen Turbulenzen und den zuvor genannten Störungen des Sexuallebens äußern. Darüber hinaus kann sich ein Energiemangel auf der körperlichen Ebene durch Schmerzen im Becken- und Lendenwirbelbereich, Erkrankungen an Blase und Nieren, Menstruationsproblemen sowie sexuellen Dysfunktionen oder Krankheiten an den Geschlechtsorganen äußern.

Lebensfragen für das Swadhisthana Chakra

Ein jedes Chakra steht für bestimmte Lebensfragen und so auch das Sakralchakra. Du kannst Dich den folgenden Fragen ganz gezielt stellen, wenn Du der Ansicht bist, dass Dein zweites Chakra mehr Balance benötigt:

- Stehst Du selbst an erster Stelle oder versuchst Du immer, es erst den anderen recht zu machen?
- Fehlt Dir eine gewisse Sinnlichkeit in Deinem Leben?
- Hast Du Probleme damit, Deine kreative Seite auszuleben? Kommt es vielleicht sogar zu anhaltenden kreativen Blockaden?
- Bist Du überaus streng und unnachgiebig mit Dir selbst?
- Forderst Du übermäßig viel Disziplin und Leistung von Dir selbst ein? Setzt Du Dich dadurch einem großen (Leistungs-)Druck aus?
- Legst Du großen Wert auf die Erwartungen anderer?
- Leidest Du unter sexuellen Problemen oder fühlst Du Dich sexuell unbefriedigt?
- Wie steht es um Deine Beziehungen? Fühlst Du Dich eingeengt oder kommt bei Dir das Gefühl auf, dass Du Dich nicht richtig ausleben kannst?
- Hast Du das Gefühl, immer Du selbst sein zu können?
- Hast Du das Gefühl, dass Du Dein Leben in vollen Zügen genießt?
- Fühlst Du Dich von Deinen Trieben gesteuert und fällt es Dir manchmal schwer, ihnen zu widerstehen?
- Bist Du oft eifersüchtig und kannst den Menschen in Deinem Leben nur schlecht etwas gönnen?

Wenn Du eine oder gleich mehrere dieser Fragen mit *Ja* beantworten hast, dann ist das noch kein Grund zur Panik. Es zeigt Dir lediglich, dass nun der richtige Zeitpunkt gekommen ist, um Dich intensiver mit Deinem zweiten Chakra zu beschäftigen. Du wirst sehen, dass das Leben Dir im Grunde nur Aufgaben und Herausforderungen zuwirft, die Du auch lösen kannst. Denke immer daran:

»Wenn Du ein Problem hast, versuche es zu lösen.
Kannst Du es nicht lösen, dann mache kein Problem daraus«
- Buddha -

Warum ist es so wichtig, das Swadhisthana Chakra zu heilen?

Die Antwort auf diese Frage kann kurz ausfallen. Durch die Verbindung mit den Keimdrüsen beeinflusst das Sexualchakra Deinen Hormonhaushalt und die Ausschüttung von Geschlechtshormonen wie Östrogenen, Testosteron und Progesteron. Eine Störung der hormonellen Verhältnisse kann immer einen direkten Einfluss auf Dein körperliches und psychisches Wohlbefinden haben. Du hast bereits im vorangegangenen Abschnitt erfahren, wie sich diese Störung konkret auf das Sakralchakra und Deine Gesundheit auswirken kann.

Um es kurz auszudrücken: Ein leidenschaftliches und erfülltes Leben fußt ganz besonders auf einem harmonischen Sakralchakra. Ist das zweite Chakra gesund, dann ist es Dir möglich, Dein Leben in vollen Zügen zu genießen, Deine eigenen Emotionen und Bedürfnisse zuzulassen, gesunde Beziehungen zu führen und Dich offen mit Deiner Umwelt auseinanderzusetzen.

Merke Dir: Ein entwickeltes Sakralchakra steht nicht dafür *Kinder zu zeugen*, sondern für viele andere Formen des schöpferischen Handelns wie Kreativität im Beruf, beim Hobby oder in der Kunst.

Die Arbeit mit Deinem Swadhisthana Chakra

Du weißt nun, wie wichtig es ist, dass Du Dein zweites Chakra öffnest, um so für ein seelisches und körperliches Gleichgewicht zu sorgen. Darauf aufbauend gibt es bei der Harmonisierung des Sakralchakras einen Grundsatz, den Du noch vor allem anderen beherzigen solltest:

Du kommst an erster Stelle!

Mit anderen Worten: Lerne, Dich selbst zur obersten Priorität in Deinem Leben zu machen. Die Basis dafür stellt die Selbstliebe dar. Vielleicht läuten bei Dir jetzt die Alarmglocken. Denn ist es nicht eine ziemlich egoistische Sache, sich selbst immer an allererste Stelle zu setzen? Und wer möchte schon gerne als selbstverliebt bezeichnet werden? Schließlich wird uns von klein auf beigebracht, dass wir uns immer zuerst um andere kümmern sollten, bevor wir uns um uns selbst kümmern. Wir sind beinahe stolz darauf, dass wir unsere eigenen Bedürfnisse in den Hintergrund stellen und unser eigenes Wohlbefinden, dem der anderen unterordnen. Doch wer seine ganze Energie dafür aufwendet, es immer erst den anderen recht zu machen, der läuft Gefahr, sein persönliches Glück von der Anerkennung und Bestätigung seiner Außenwelt abhängig zu machen.

Auch wenn die Unterscheidung von Selbstliebe und Selbstverliebtheit vielen Menschen schwerfällt, sind es doch zwei ganz verschiedene Dinge. Selbstliebe ist nämlich keineswegs ein Zeichen von Egoismus oder Narzissmus, sondern die Basis für persönliches Glück, Zufriedenheit und gesunde Beziehungen. Es ist genau das, wonach es klingt: *Dich selbst zu lieben* und zwar uneingeschränkt und bedingungslos. Ob Du dick bist oder dünn, ob Dein Bankkonto prall gefüllt ist oder nicht, ob Du faul auf der Couch liegst oder Deine sportlichen Vorsätze verfolgst oder ob Du in einer glücklichen Beziehung steckst oder lieber das Single-Dasein genießt. Es bedeutet, dass Du Dich um die eigenen Bedürfnisse kümmerst und das eigene Wohlbefinden nicht opferst, um anderen zu gefallen. Dazu gehört auch, die eigenen Schwächen und Unvollkommenheiten zu akzeptieren und hohe Standards für das eigene Glück zu setzen. Es bedeutet, nicht zu hart mit Dir selbst ins Gericht zu gehen, wenn Dir ein Fehler passiert und Dich im Angesicht Deiner Ängste und Unsicherheiten nicht zu verurteilen, sondern daraus zu lernen und diese zu überwinden.

Das soll keineswegs heißen, dass Du Deine Unzulänglichkeiten als unveränderbar und gegeben hinnehmen musst. Genau wie die Arbeit mit Deinen Chakren ist Selbstliebe ein stetiger Prozess. Es bedeutet zu lieben, wer wir im Innersten sind und gleichzeitig darauf hinzuarbeiten, wer wir in der Zukunft sein wollen und fest daran zu glauben, dieser jemand auch sein zu können. Wer diese Liebe im Überfluss für sich selbst hat, kann sie auch anderen Menschen in seinem Leben schenken.

Nimm Dir also in dieser Woche ganz bewusst kleine und große Auszeiten für Dich selbst und tue Dir etwas Gutes. Dabei sollte der Fokus auf Leidenschaft und Genuss liegen. Erforsche Deine Bedürfnisse und gehe ihnen dann ganz bewusst nach. Ganz egal, ob Dir der Sinn nach Gemeinschaft oder Alleinsein, Bewegung oder Ruhe, Abwechslung oder Routine steht. Die Hauptsache ist, dass Du genau das machst, worauf Du Lust hast.

Asanas für das Swadhisthana Chakra

Als Zentrum unserer Sexualität und Quelle der schöpferischen Lebensenergie hat das Sakralchakra seinen Sitz oberhalb der Geschlechtsorgane. Die folgenden Übungen und Meditationen konzentrieren sich daher schwerpunktmäßig auf die Hüftmuskulatur, die untere Bauchmuskulatur und den Lendenwirbelbereich, um die Stabilität im zweiten Chakra wiederherzustellen. Also lass uns loslegen!

Malasana - die Gebetshaltung

Malasana ist auch bekannt als die *Hocke des Yogis*. Sie ist eine einfache und zugleich effektive Übung, um sich zu erden und den Blutfluss im Beckenbereich zu erhöhen. Außerdem stärkt sie die Knöchel und Wadenmuskulatur, entspannt den unteren Rücken, stimuliert den Verdauungstrakt und öffnet die Hüfte.

Schritt für Schritt

- Begib Dich in eine tiefe Hocke. Die Füße stehen etwas mehr als hüftbreit auseinander. Das Gewicht ruht gleichmäßig auf beiden Füßen.
- Führe die Hände in der Gebetshaltung vor dem Herzen zusammen, sodass die Ellbogen auf der Innenseite der Knie ansetzen.
- Du kannst nun über die Arme vorsichtig Druck auf die Knie ausüben, um die Dehnung in der Hüfte zu intensivieren. Der Oberkörper bleibt weiterhin aufrecht.
- Halte die Stellung für mindestens 60 Sekunden und atme entspannt weiter.

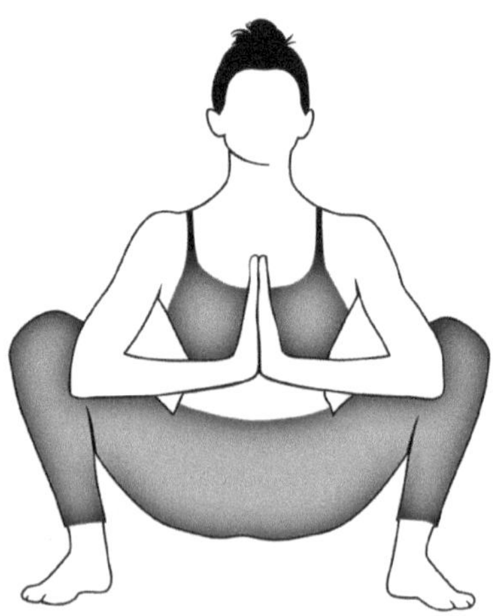

Uttanasana – die stehende Vorwärtsbeuge

Uttanasana ist eine stehende Asana, die hervorragend zur Kräftigung der Muskulatur, zum Abbau von Stress und zur Beruhigung des zentralen Nervensystems geeignet ist. Sie entlastet die Wirbelsäule, löst Nacken- und Schulterverspannungen und dehnt die hintere Waden- und Beinmuskulatur.

Schritt für Schritt

- Ausgangsposition ist die Berghaltung (Tadasana).
- Beuge Dich mit der nächsten Ausatmung langsam und kontrolliert nach vorne. Die Beine sind gestreckt, der Rücken leicht gerundet.
- Versuche zunächst mit den Fingerspitzen und anschließend mit der gesamten Handfläche den Boden zu berühren.
- Sollte Deine Flexibilität dies noch nicht zulassen, kannst Du die Hände für den Anfang auch auf den Schienbeinen ablegen.
- Versuche für bis zu 60 Sekunden in dieser Position zu verweilen und immer tiefer in die Dehnung zu sinken.

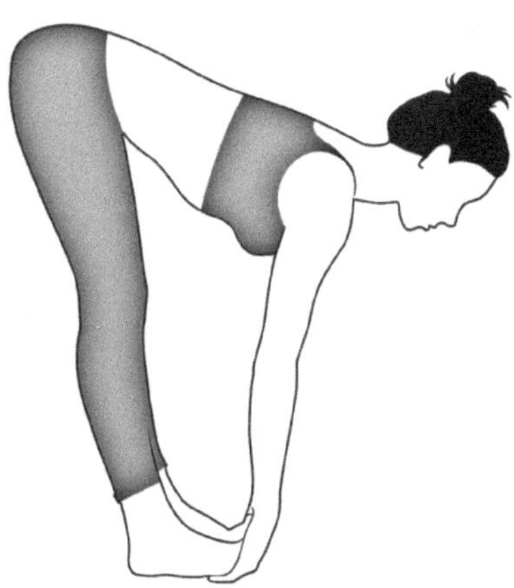

Paschimottanasana – die Vorwärtsbeuge

Die zweibeinige Vorwärtsbeuge ist eine der effektivsten Posen für eine Ganzkörperdehnung. Sie verbessert die Durchblutung in der Beckenregion, stimuliert die inneren Organe und regt somit die Verdauung an. Sie spricht außerdem die hintere Bein- und Rückenmuskulatur an und löst dadurch Schmerzen und Verspannungen.

Schritt für Schritt

- Begib Dich in den Langsitz. Die Beine sind gestreckt und parallel zueinander.
- Lasse den Oberkörper nach vorne sinken und gleite mit den Händen in Richtung der Füße. Der Rücken ist lang und leicht gerundet.
- Achte darauf, Dich so lange zu strecken, bis Du die Dehnung in den Waden und auf der Rückseite der Oberschenkel spürst.
- Halte diese Position für 30 bis 60 Sekunden und sinke mit jedem Atemzug tiefer in die Dehnung hinein.
- Ziel ist es, dass die Hände die Füße oder Fußgelenke umfassen.

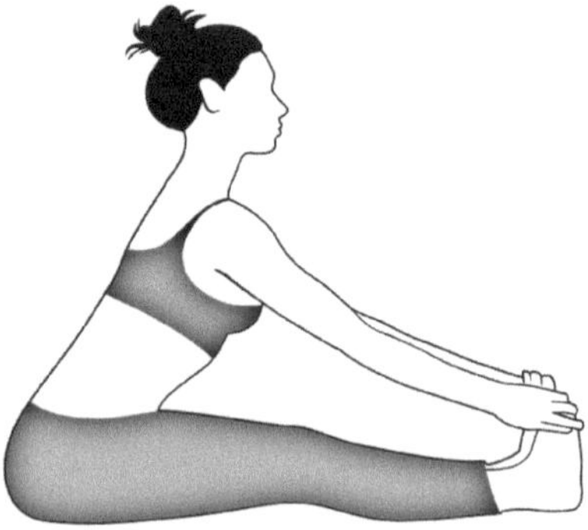

Adho Mukha Svanasana – der herabschauende Hund

Der herabschauende Hund ist wahrscheinlich eine der bekanntesten Asanas überhaupt, die auch vielen Menschen außerhalb der Yoga-Welt ein Begriff ist. Namensgeber dieser typischen Stellung ist die Position, die Hunde einnehmen, wenn sie aufstehen, um ihre Wirbelsäule zu strecken und die Beinmuskulatur zu dehnen. Sie stärkt die Arm- und Schultermuskulatur, mobilisiert die Wirbelsäule und hilft gegen Rückenschmerzen nach langem Sitzen.

Schritt für Schritt

- Die Übung beginnt im Vierfüßler-Stand. Verlagere das Gewicht langsam und kontrolliert auf die Handflächen und drücke die Knie durch, sodass Dein Gesäß sich automatisch nach oben schiebt.
- Bring den Kopf zwischen die Schultern und in eine Linie mit dem Oberkörper. Die Arme sind weiterhin durchgestreckt und der Rücken gerade.
- Versuche nun, die Fersen aktiv in Richtung Boden zu bewegen – soweit Deine Mobilität dies zulässt – um die Dehnung zu intensivieren.
- Verweile für 60 Sekunden in dieser Position und halte die Körperspannung aufrecht. Fokussiere Dich dabei wieder ganz bewusst auf Deine Atmung.

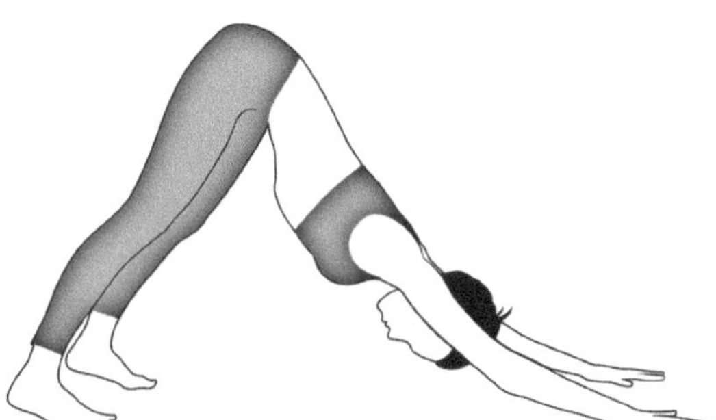

Virabhadrasna I – der Krieger I

Virabhadrasana ist eine weitere stehende Übung von der drei verschiedene Grundvarianten existieren, die alle ein gewisses Maß an Körperspannung, Balance und Koordination erfordern. Sie gilt als eine Basispose im Yoga, da aus dieser Haltung verschiedene Asanas und Sequenzen abgeleitet werden können.

Schritt für Schritt:

- Die Übung beginnt mit einem großen Ausfallschritt nach vorne. Das Knie befindet sich leicht hinter den Zehen. Der hintere Fuß steht auf dem Fußballen.
- Mit der nächsten Einatmung wandern die Arme in einer halbkreisförmigen Bewegung über den Kopf, wobei die Handflächen nach innen zeigen und sich berühren. Der Oberkörper ist aufrecht, die Arme gestreckt und der Blick nach vorne gerichtet.
- Ziehe den Bauchnabel in Richtung der Wirbelsäule und die Schulterblätter nach unten beziehungsweise nach hinten.
- Sobald Du einen stabilen Stand gefunden hast, kannst Du den Kopf leicht in den Nacken legen und – falls Deine Beweglichkeit dies zulässt – tiefer in den Ausfallschritt sinken.
- Kehre anschließend wieder in die Ausgangsposition zurück und wiederhole den Krieger zwei- bis dreimal mit jedem Bein.

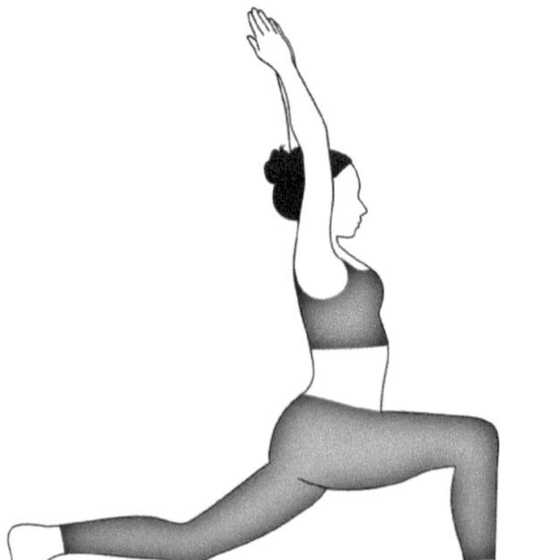

Sakralchakra-Asanas

Pranayama Lektion 2 – die Brustatmung

Nachdem wir uns im Rahmen des Wurzelchakras bereits mit der Bauchatmung vertraut gemacht haben, ist nun die Brustatmung an der Reihe. Diese Atemtechnik kommt automatisch zum Einsatz, wenn wir uns im hektischen Alltag in einer Stresssituation befinden oder unter Anspannung stehen. Wir können das Swadhisthana Chakra aktivieren, indem wir ganz bewusst zwischen Bauch- und Brustkorbatmung hin und herwechseln, um das vegetative Nervensystem anzusprechen. Je nach Ausführung kann man sowohl den Parasympathikus, der für eine Entspannungsreaktion verantwortlich ist, als auch den Sympathikus, der für eine Leistungssteigerung sorgt, ansprechen.

Schritt für Schritt

- Suche Dir wieder eine bequeme Sitzhaltung, in der Du Dich entspannen kannst und schließe die Augen. Deine Wirbelsäule ist aufgerichtet, der Brustkorb geöffnet und die Schultern befinden sich in einer Linie.
- Versuche nun das Gesicht, den Nacken, die Schultern und Arme sowie den Bauch zu entspannen, ohne dabei die Form Deiner Haltung zu verlieren.
- Mit dem nächsten Atemzug ziehst Du die Luft langsam und vollständig in den Bauch. Lege eine Hand seitlich auf den Unterleib und spüre, wie sich die Bauchdecke deutlich nach außen wölbt und wieder absenkt. Wiederhole die Bauchatmung für vier bis fünf Atemzüge und komme langsam zur Ruhe.
- Sobald Du einen Punkt der Entspannung erreicht hast, kannst Du zum zweiten Teil der Übung übergehen. Atme dafür möglichst vollständig aus

und spüre, wie sich Dein Bauch dadurch zusammenzieht und eine gewisse Spannung entsteht.

- Halte diese Spannung im Unterbauch für Deine nächste Einatmung aufrecht und spüre, wie sich Brustkorb und Rippenbogen dadurch leicht anheben. Die Lungen speichern dabei weniger Luft als bei der Bauchatmung, wodurch die Atemzüge schneller und flacher werden. Auch hier kannst Du eine Hand auf den Rippenbogen legen, um die Bewegung noch deutlicher zu erfühlen.
- Lasse mit der nächsten Ausatmung zunächst die Luft aus Deinem Brustkorb entweichen, sodass Dein Rippenbogen sich wieder senkt. Entspanne dann Deinen Unterbauch, um wieder in die Ausgangsposition zurückzukehren. Achte darauf, dass Du eine aufrechte Sitzhaltung zu jedem Zeitpunkt beibehältst.
- Wiederhole Bauch- und Brustatmung im Wechsel für einige Atemzüge und spüre, wie sich ein warmes und wohliges Gefühl in Dir ausbreitet. Denn genau das ist Dein zweites Chakra.

Unterstütze Deine Selbstheilungskräfte

Genau wie beim Wurzelchakra stehen Dir auch beim Sakralchakra diverse Hilfsmittel in Form von verschiedenen Heilsteinen, Aromen, Nahrungsmitteln und Affirmationen zur Verfügung, mit der Du energetische Dysbalancen beseitigen kannst.

Edel- und Heilsteine für das Swadhisthana Chakra

Als Zentrum unserer Lebensfreude, der Kreativität und Sexualität geht das zweite Chakra mit der Farbe Orange in Resonanz. Heil- und Edelsteine in dieser Farbe haben daher einen besonders großen Effekt auf das zweite Chakra:

- **Oranger Karneol:** Dieser Stein symbolisiert die fünf Haupttugenden: Barmherzigkeit, Mut, Bescheidenheit, Gerechtigkeit und Weisheit. Er fördert die Kreativität und stärkt das Mitgefühl.

- **Tigerauge:** Das Tigerauge steht für Mut, Stärke und Kraft. Es hat eine stabilisierende Wirkung auf seinen Träger und hilft gegen Stress, Selbstzweifel und Ängste.

- **Oranger Mondstein:** Bereits im Mittelalter wurde der orangefarbene Mondstein als starker Schutzstein genutzt. Er gilt ebenfalls als Fruchtbarkeitsstein und ist einer der wichtigsten Heilsteine für das Sexualchakra.

- **Oranger Jaspis:** Der Jaspis ist ein überaus kraftspendender Energiestein. Er sollte direkt auf der Haut getragen werden, damit er seine volle Wirkung entfalten kann.

Chakra-Heilsteine

Aromen und Düfte für das Swadhisthana Chakra

Genau wie die verschiedenen Heil- und Edelsteine haben auch ätherische Öle eine ganz bestimmte Schwingungsfrequenz, die einem Chakra zugeordnet werden kann. Für die Arbeit mit Deinem Sakralchakra eignen sich ätherische Öle wie Ylang-Ylang, Bitterorange, Patschuli, Jasmin, Nelke, Vanille, Sandelholz oder Fenchel. Du kannst sie einzeln verwenden und unterhalb des Bauchnabels auftragen oder Dir eine Körperlotion aus verschiedenen Ölen anmischen, die dann der Schwingungsfrequenz des zweiten Chakras entspricht.

Um solch eine Lotion herzustellen, benötigst Du zunächst ein hautverträgliches und pflanzenbasiertes Trägeröl, wie beispielsweise Jojoba- oder Kokosnussöl. Solche Trägeröle werden in der Aromatherapie verwendet, um ätherische Öle zu verdünnen und sie anschließend auf die Haut aufzutragen. Der Grund dafür ist, dass ätherische Öle meist stark konzentriert sind und Hautreizungen verursachen können, wenn sie direkt beziehungsweise unverdünnt verwendet werden.

Körperlotion für das Swadisthana Chakra:

- 10 ml Trägeröl
- 1 Tropfen Ylang-Ylang
- 1 Tropfen Lavendelöl
- 1 Tropfen Orangenöl
- 1 Tropfen Salbeiöl

Die Körperlotion für das Swadisthana Chakra hilft bei Menstruationsbeschwerden und Rückenschmerzen. Vermische 10 ml des Trägeröls mit je 1 Tropfen Ylang-Ylang-, Lavendel-, Orangen- und Salbeiöl. Gebe anschließend 10 bis 15 Tropfen der Lotion auf den Unterbauch und massiere sie sanft in kreisenden Bewegungen ein, bevor Du die Stelle mit einer Wärmflasche oder einem Kirschkernkissen abdeckst.

Affirmationen und Bestätigungen für das Swadhisthana Chakra

Auch beim Sakralchakra stellen Affirmationen ein effektives Mittel zur Sofort-Hilfe dar. Wenn Du das Gefühl hast, dass etwas in Deinem Körper aus dem Lot gerät, halte einen Moment inne und höre in Dich hinein. Überlege, was Dir in diesem Moment fehlt und was Dir helfen würde, damit Du Dich wieder besser fühlst. Diesen Gedanken kannst Du dann in einer Affirmation ausformulieren und Dir im Laufe des Tages immer wieder ins Gedächtnis rufen:

- »Ich genieße mein Leben in vollen Zügen.«
- »Ich bin begehrenswert und anziehend.«
- »Ich verdiene es, geliebt zu werden.«
- »Ich bin unabhängig und auf niemanden angewiesen.«
- »Ich akzeptiere mich und meine Bedürfnisse vollkommen.«
- »Ich bin genauso, wie ich sein soll.«
- »Ich habe die Freiheit und Möglichkeit, um mich selbst zu verwirklichen.«
- »Ich liebe meinen Körper mit all seinen Ecken und Kanten.«
- »Ich fühle mich wohl in meiner Haut.«

Wichtig ist, dass Du diese Affirmationen in Ruhe liest und in Dich hineinhorchst. Was würdest Du gern öfter hören oder denken? All das, was sich gut anfühlt, kannst Du nutzen oder einfach in Deinen eigenen Worten formulieren. Am besten wiederholst Du die verschiedenen Bejahungen täglich vor dem Spiegel. Schaue Dir dabei liebevoll in die Augen und nimm Dir einen Augenblick Zeit für Dich selbst.

Ernährung für das Swadhisthana Chakra

Verschiedene Farben stellen die physische Manifestation von unterschiedlichen Energiefrequenzen dar, wobei die Farbe Orange mit dem Sakralchakra assoziiert wird. Versuche orangefarbene Lebensmittel, wie Karotten, Orangen, Kürbisse, Süßkartoffeln, Mangos, Aprikosen oder Papayas so oft wie möglich in Deinen Speiseplan zu integrieren.

Neben den verschiedenen Nahrungsmitteln gibt es eine weitere Möglichkeit, um das Sakralchakra wieder zurück ins Gleichgewicht zu bringen, die Du kennen solltest. Es handelt sich hierbei um energetisiertes Heilwasser, das einen wunderbaren Energieträger darstellt, von dem Du im Alltag profitieren kannst. Denn Wasser verfügt über eine enorme Speicherkapazität und lässt sich sehr einfach energetisieren. Das Element Wasser speichert Schwingungen und gibt diese an den feinstofflichen Körper ab, sobald Du es zu Dir nimmst. Trinkst Du beispielsweise Wasser aus speziellen Chakra-Gläsern, wird das zweite Chakra bestens versorgt. Du kannst Dein Glas aber auch auf eine orangefarbene Unterlage stellen oder dieses mit gewissen Bejahungen beschriften. Ebenfalls weisen die zuvor erwähnten Edelsteine, durch die Wasser energetisiert werden kann, ein großes Potenzial auf, wenn es um die Heilung des Sexualchakras geht.

Das Wichtigste auf einen Blick

Namen	Sakralchakra, 2. Chakra, Swadhisthana, Sexualchakra
Lage	Eine Handbreit unter dem Bauchnabel. Auf Höhe der Lendenwirbelsäule
Entwicklungsalter	8 - 14 Jahre
Lebensthemen	Sexualität, Sinnlichkeit, Genuss, Leidenschaft, Schöpfungskraft, Fortpflanzung
Zuordnung zum Körper	Nieren, Harnblase, Fortpflanzungsorgane, Prostata
Sinnesfunktion	Geschmackssinn
Drüsen & Hormone	Hoden und Eierstöcke: Östrogene, Testosteron, Progesteron
Mögliche Symptome	Verlust der Libido, Potenzstörung, Geschlechtskrankheiten, Menstruationsbeschwerden, gestörtes Sexualverhalten, Eifersucht, Stimmungsschwankungen, Schuldgefühle, Antriebs- und Lustlosigkeit
Yoga-Asanas	Gebetshaltung, (stehende) Vorwärtsbeuge, Krieger I, herabschauender Hund
Edel- & Heilsteine	Tigerauge, Oranger Mondstein, Oranger Jaspis, Karneol
Aromen & Düfte	Ylang-Ylang, Bitterorange, Patschuli, Jasmin, Nelke, Vanille, Sandelholz oder Fenchel
Affirmation	»Ich genieße mein Leben in vollen Zügen.«
Ernährung	Orangefarbene Lebensmittel: Karotten, Orangen, Kürbis, Süßkartoffel, Mango

Woche 3:

Das Manipura Chakra – die innere Sonne

Das Manipura oder Nabelchakra ist das dritte Rad der Energie in unserem Körper und bedeutet übersetzt so viel wie *leuchtendes Juwel* oder *Stadt der Edelsteine.* Es wird mit dem Element Feuer (Tejas) in Verbindung gebracht, das symbolisch für die Kraft der Sonne steht. Denn genau wie eine leuchtende Sonne ist das Manipura überaus energiereich und strahlt die kosmische Lebenskraft von der Körpermitte in jeden Winkel und jede Zelle des Körpers. Es wird daher oftmals auch vom Sonnen-Chakra oder Sonnengeflecht gesprochen. Diese Bezeichnung spiegelt sich auch in der Symbolik des Manipura wider. Der Kreis mit einem nach unten gerichteten Dreieck, der von zehn Blütenblättern umringt ist, erinnert an eine gleißende Sonne. Das umgedrehte Dreieck steht in diesem Kontext für einen Trichter, der die Sonnenenergie von oben her aufnimmt und in Richtung der ersten beiden Chakren weiterleitet.

Das Sonnen-Chakra repräsentiert außerdem das Selbstwertgefühl sowie unseren Mut und unsere Stärke. In diesem Energiezentrum wird unsere Persönlichkeit mit all ihren Wesenszügen geformt. Es nimmt einen großen Einfluss auf unser Charisma und unsere Ausstrahlung und steuert Impulse wie Sehnsucht und Wünsche. Darüber hinaus sind Deine Verhaltensweisen und Charaktereigenschaften sowie Deine Gedanken und Glaubenssätze hier verankert. Durch diese Attribute steht es in einer engen Verbindung mit Deiner Mentalhülle (Manomaya Kosha). Als der Sitz Deiner *inneren Sonne* ist das dritte Chakra für die emotionale Entwicklung von größter Bedeutung, da es einen starken Einfluss auf Deine Selbstmotivation und Zielstrebigkeit sowie Deine Willenskraft und Dein Durchhaltevermögen ausüben kann.

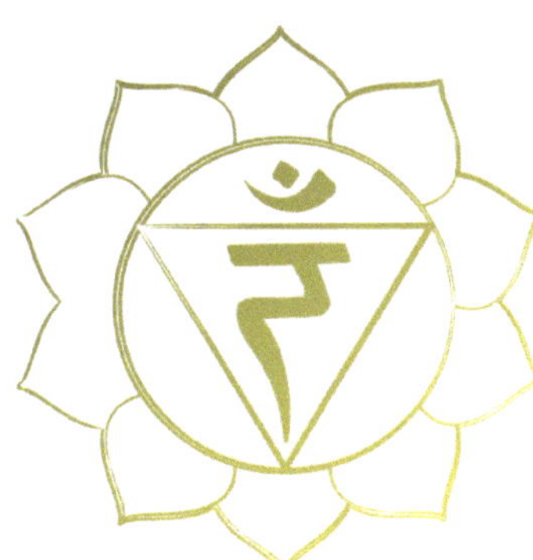

Wo befindet sich das Manipura Chakra?

Das Manipura Chakra befindet sich oberhalb des Bauchnabels, weshalb der Begriff Nabelchakra etwas irreführend sein kann. Genau genommen befindet es sich in der Magengegend, weshalb es auch für das *Feuer der Verdauung* und unseren Stoffwechsel steht. Andere Quellen berichten, dass das Manipura direkt auf beziehungsweise etwas unterhalb des Solarplexus liegt. Es handelt sich hierbei um einen großen Nervenknoten, der mittig zwischen Brustbein und Bauchnabel liegt und durch seine runde Form und seine sehr feinen Verästelungen an ein Sonnengeflecht erinnert. Das Manipura Chakra wird daher auch als Solarplexus-Chakra bezeichnet (lat.: Solar = Sonne, Plexus = Geflecht).

Was sind die zentralen Lebensthemen des Manipura Chakra?

Befindet sich das Solarplexus-Chakra im Gleichgewicht, dann strahlt es von unserem Zentrum aus so hell wie die Sonne selbst und entfaltet seine besonderen Qualitäten. Zu diesen Eigenschaften und zentralen Themen gehören unter anderem:

- Selbstsicherheit und Selbstvertrauen,
- Selbstverwirklichung,
- Tatendrang und Zielstrebigkeit,
- Willenskraft und Durchsetzungsvermögen,
- Verantwortungsbewusstsein und Kontrolle,
- die persönliche Meinung und die eigenen Überzeugungen,
- Selbstständigkeit und Entscheidungsfindung,
- die persönliche Identität und Persönlichkeitsentwicklung,
- Selbstdisziplin und Selbstbeherrschung,
- Unabhängigkeit und Emanzipation.

Ein energetisches Ungleichgewicht kann sich daher in diesen Bereichen manifestieren und eine negative Auswirkung auf sie haben.

Wann und wie entsteht ein Ungleichgewicht im Manipura Chakra?

Das dritte Chakra entwickelt sich zwischen dem 15. und 21. Lebensjahr. Als Dreh- und Angelpunkt unserer Persönlichkeit ist es bei Jugendlichen für das Selbstverständnis, die Selbstakzeptanz und die Entwicklung der inneren Strukturen verantwortlich. Es prägt eine Zeit, in der wir die eigenen Grenzen erkunden, zum ersten Mal Verantwortung übernehmen und Herausforderungen suchen, wodurch sich letzten Endes unser Charakter formt und wir uns selbst definieren.

Wenn sich unsere Fähigkeiten und unser Selbstbild in dieser Zeit nicht frei und ungehindert entfalten können, dann führt dies zu tief sitzenden Blockaden im dritten Chakra. Denn wenn wir zu wenig oder überhaupt nicht gefördert und gefordert werden oder permanent negativen Gedanken – egal welchen Ursprungs – ausgesetzt sind, liegt darin häufig die Ursache für energetische Dysbalancen. Genau wie beim Wurzel- und Sakralchakra sind traumatischen Erfahrungen und emotionale Verletzungen, die nicht aufgearbeitet werden, Gift für die Gesundheit des Manipura Chakra. Dabei kann es sich um Liebesentzug, Missbrauch oder Vernachlässigung handeln. Andere emotionale Verletzungen entstehen durch schweren Vertrauensbruch, Manipulationen und alles, was unseren natürlichen Drang nach Selbstbestimmung und Selbstverwirklichung behindert.

Welche physischen und psychischen Auswirkungen hat ein gestörtes Manipura Chakra?

Anatomisch betrachtet, reguliert das Manipura Chakra nicht nur unsere Magen-tätigkeit, sondern ebenfalls die Funktion der Bauchspeicheldrüse, der Leber sowie der verschiedenen Organe des Verdauungsapparats und der (Neben-)Nieren. Die Folgen eines energetischen Ungleichgewichts sind hier dement-sprechend am deutlichsten zu spüren. Wenn Du Dich matt, müde und antriebslos fühlst, dann kann das damit zusammenhängen, dass das *Feuer der Verdauung* nicht mehr richtig lodert, sprich: Dein Verdauungsstoffwechsel beeinträchtigt ist und nicht mehr so effektiv arbeitet, wie er es sollte. Es fällt Deinem Körper also deutlich schwerer, ausreichend Energie aus der zugeführten Nahrung zu gewinnen. Energie, die einerseits dringend benötigt wird, um Deine grobstoffliche Hülle und alle lebensnotwendigen Prozesse aufrechtzuerhalten. Andererseits um den Herausforderungen des Alltags zu trotzen und all die Höhen und Tiefen des Lebens zu bewältigen. Die Folgen eines gestörten Manipura gehen also weit über einfache Verdauungsprobleme und Bauchschmerzen hinaus. Typische Anzeichen für ein Ungleichgewicht auf körperlicher Ebene sind:

- Magengeschwüre bis hin zum Reizdarm-Syndrom,
- Abgeschlagenheit und Müdigkeit,
- Lebensmittelunverträglichkeiten,
- Verstopfungen und Blähungen,
- Stoffwechselprobleme,
- Schlaf- und Essstörungen,
- Probleme mit Unter- oder Übergewicht,
- Diabetes sowie Leber- und Milzerkrankungen.

Aber nicht nur unser körperliches Wohlbefinden und die Funktionalität unseres Verdauungstrakts stehen in einer direkten Wechselwirkung mit dem dritten Chakra, sondern ebenfalls unsere seelische und psychische Gesundheit.

Wusstest Du beispielsweise, dass der Magen-Darm-Trakt eine direkte Verbindung zum Gehirn hat? Vielleicht erinnerst Du Dich noch an das Beispiel vom Anfang dieses Buches: Wenn Du aufgebracht bist und Dein Magen nur so vor Wut brodelt oder wenn Du verliebt bist und die Schmetterlinge in Deinem Bauch nur so umherflattern. In solchen Fällen spürst Du die Aktivität im dritten Chakra. Genauso kennst Du mit Sicherheit das Gefühl, wenn Dir Angst oder Stress auf den Magen schlagen und Dir den Appetit verderben oder wenn der Hunger Dich in den Wahnsinn treibt und Dir schlechte Laune bereitet. Unser Darm steuert viele Prozesse, die über die einfache Lebensmittelverwertung weit hinausgehen und nimmt einen ungeahnt großen Einfluss auf unsere Emotionen und Gefühle. Im medizinischen Fachjargon ist hier oftmals Rede vom »enterischen Nervensystem« (ENS). Um aber nicht zu wissenschaftlich zu werden, verwenden wir den passenden und mindestens genauso bekannten Begriff vom *zweiten Gehirn* oder auch *Bauchgehirn*. Analog zu unserem *regulären* Gehirn nimmt das Bauchgehirn über die Ausschüttung von verschiedenen Hormonen einen großen Einfluss auf unsere Stimmungslage. So werden zum Beispiel über 90% des Glückshormons Serotonin, das eine entspannende Wirkung auf uns hat und unser Wohlbefinden fördert, im Darm gebildet.

Wenn die Energie also ungehindert im Nabelchakra fließen kann, dann tut sie das auch in Deinem zweiten Gehirn. Du fühlst Dich dadurch selbstsicher, energiegeladen und kraftvoll. Von Deinen Mitmenschen wirst Du als eine antriebsstarke, ausgeglichene und unabhängige Persönlichkeit wahrgenommen. Du kannst entspannt mit Kritik umgehen, stellst Dich Deinen Ängsten und gehst eigenverantwortlich Deinen Weg. Du tust all das, was Deinen persönlichen Überzeugungen entspricht, verfolgst all Deine Vorhaben mit großem Tatendrang und bist in der Lage, Dich auch gegen scheinbar große Widrigkeiten zu behaupten. Du bist eine rundum erfolgreiche und charismatische Person und wirst von Deinen Mitmenschen auch genauso wahrgenommen.

Doch sobald es zu einer Störung oder Unterversorgung des dritten Chakras kommt, gerät all das ins Wanken. Denn es fällt Dir zunehmend schwer bis unmöglich, die Gefühle und Erlebnisse, mit denen Du konfrontiert wirst, gesund zu *verdauen*. Schnell fühlst Du Dich überwältigt und hast den Eindruck, selbst den kleinsten Aufgaben nicht mehr gewachsen zu sein. Unterdrückte Gefühle und unkontrollierte Gefühlsausbrüche können die Folge sein. Deine Mitmenschen nehmen Dich dann entweder als aufbrausend oder sogar cholerisch wahr. Hinzu kommt, dass Dein *innerer Schweinehund* die Kontrolle übernimmt, sodass Ausreden, hemmende Glaubenssätze und limitierende Verhaltensweisen wieder stärker Einzug in Deinen Verstand und Dein Leben halten. Es fällt Dir schwer, Entscheidungen zu treffen, Dich gegen andere Menschen und Meinungen zu behaupten und Deinen persönlichen Standpunkt durchzusetzen. Und auch hier spiegeln sich diese Verhaltensmerkmale und Eigenschaften auf der energetischen Ebene – also in Deiner Aura – wider. Denn andere Menschen nehmen diese Kraftlosigkeit, Passivität und fehlende Ausstrahlung deutlich wahr – wenn auch nur unterbewusst – und handeln dementsprechend. Im Alltag hast Du das

Gefühl *unter die Räder* zu kommen und automatisch eine Opferrolle einzunehmen. Du fühlst Dich nicht richtig wahrgenommen und von Deinen Mitmenschen übergangen. Der unerfüllte Wunsch nach Anerkennung und Aufmerksamkeit gipfelt oftmals in einer starken Abhängigkeit von anderen Menschen und ihrer Meinung. Mit dem Versuch, es immer erst den anderen Menschen in Deinem Leben recht zu machen, degradierst Du Dich und Deine Bedürfnisse an zweite Stelle. So wirst Du letzten Endes von Verbitterung und Neid geplagt, was zu einem Verlust des Selbstwertgefühls durch eine Vielzahl von negativen Überzeugungen führen kann. Darüber hinaus können sich solche extremen Gefühlswallungen in vielen weiteren Formen äußern: Von Verzweiflung und Angst bis hin zu Wut und Selbsthass. Auch ein übertriebener Ehrgeiz, eine krankhafte Leistungsorientierung oder starke Rücksichtslosigkeit sind ein Indiz dafür. Bist Du davon betroffen, dann kann es sein, dass Du Dein Leben wie durch einen Filter der Wertlosigkeit und Machtlosigkeit wahrnimmst. Das bedeutet, dass Du Dich stets überfordert und emotional instabil fühlst und Angst davor hast, Dich den Herausforderungen des Lebens zu stellen.

Lebensfragen für das Manipura Chakra

Genau wie beim Swadhisthana geht es beim Manipura darum, dass wir unser *wahres Ich* nicht verleugnen, sondern unsere Überzeugungen, Glaubenssätze und Ansichten ausleben. Wenn Du das Gefühl hast, Dich verstellen und für andere verbiegen zu müssen, dann wirkt sich dies unmittelbar negativ auf den Energiefluss im Nabelchakra aus. Mit den folgenden Lebensfragen kannst Du die Gesundheit des dritten Chakras einer ersten Diagnose unterziehen:

- Wirst Du schnell wütend und aggressiv?
- Verspürst Du oft Neid und Eifersucht?
- Hast Du Schwierigkeiten, Dich und Deine Interessen durchzusetzen?
- Hast Du große Angst vor Veränderungen in Deinem Leben?
- Hast Du Probleme damit, Deine Komfortzone zu verlassen?
- Fehlt Dir der Antrieb, um Deine Visionen und Ziele zu verfolgen?
- Siehst Du Dich in der Opferrolle und suchst die Schuld oft bei anderen?

- Fühlst Du Dich oft von Deinen Mitmenschen übergangen und vernachlässigt?
- Hast Du Probleme damit, wichtige Entscheidungen zu treffen?
- Hättest Du gerne mehr Disziplin und Durchhaltevermögen?
- Fehlt Dir der Glaube an Dich selbst und Deine Fähigkeiten?

Falls Du Dich in diesen Fragen wiedererkennst, dann solltest Du Dich unbedingt näher mit Deinem Nabelchakra befassen, um Dein *inneres Feuer* neu zu entfachen und Deine innere Sonne wieder zum Strahlen zu bringen.

Warum ist es so wichtig, das Manipura Chakra zu heilen?

Das Manipura ist der Sitz der persönlichen Macht eines jeden Menschen – hier sitzt Dein *Ich-Gefühl.* Ist Dein drittes Chakra ausgeglichen, dann profitierst Du von Lebenskraft und Lebensfreude, die Du dringend benötigst, um die Aufgaben des Alltags zu bewältigen. Ein Nabelchakra, das reich mit Energie gefüllt ist, versorgt Dich mit Tatkraft, Selbstbewusstsein und Durchhaltevermögen, um Deine Ziele und Visionen zu verwirklichen. So gelingt es Dir, Dich großen Herausforderungen zu stellen und diese zu meistern und mutige Entscheidungen im Alltag zu treffen. Du bleibst Dir selbst treu und bist stolz auf das, was Du erbracht hast. Doch allen voran verfügst Du über großes Selbstvertrauen und bist Dir über Deinen eigenen Wert bewusst. Ein optimaler Zustand, den jeder Mensch anstreben und erreichen sollte.

Die Arbeit mit Deinem Manipura Chakra

Mit dem Manipura Chakra kommen wir zum letzten Chakra des sogenannten *unteren Dreiecks.* Zusammen mit dem Wurzel- und Sakralchakra bildet es eine besondere Einheit, da sich diese Chakren vor allem mit den physischen Bedürfnissen des Körpers und den Grundbedürfnissen des Lebens auseinandersetzen. Während die Energien im ersten und zweiten Chakra noch von einer instinkthaften und ursprünglichen Natur geprägt sind, hat die kosmische Kraft des Manipura Chakra einen dynamischeren Charakter, der für die bewusste Gestaltung unseres Lebens verantwortlich ist.
Du kannst die Arbeit mit Deinem Manipura Chakra als Gelegenheit nutzen, um einen tiefen Blick in Dein inneres Seelenleben zu werfen und an Deiner persönlichen und spirituellen Entwicklung zu arbeiten. Denn ein Leben, das sich aus dem Manipura Chakra speist, ist extrovertiert und strotzt vor Tatendrang. Es ergreift die Initiative und stößt Veränderungen im Leben an. Dabei zeichnet es sich durch Selbstvertrauen, Selbstbewusstsein und den Mut zum Handeln aus. Häufig tun wir nämlich genau das Gegenteil und es herrscht Stillstand in unserem Leben. Wir bevorzugen es, in unserer Komfortzone zu verweilen und schaffen uns einen Bereich, in dem wir uns auskennen und vollkommen sicher fühlen. Wir ziehen das Bekannte dem Unbekannten vor, aus Angst, was passieren und wo wir landen könnten. Oft schreckt uns das Risiko der Veränderung so sehr ab, dass wir es kategorisch ausschließen. Im Alltag kann es dann schnell passieren, dass sich eine gewisse Routine einschleicht und wir uns lieber mit dem zufriedengeben, was wir haben, anstatt danach zu streben, was wir wirklich wollen und erreichen können. So eine Form der Routine lähmt den Geist und verhindert jegliche Veränderungen und Entwicklung.

Du machst es Dir gemütlich, wirst bequem und lässt Dich immer seltener auf neue Dinge und Erfahrungen ein. Persönliches Wachstum und die Verwirklichung unserer Ziele geschehen aber jenseits dieser Komfortzone. Und es ist eben diese Selbstverwirklichung, aus der das dritte Chakra seine Energie schöpfen kann. Der Mut, sich ins Unbekannte zu stürzen, sich seinen Ängsten zu stellen und neue Herausforderungen zu bewältigen, ist der erste Schritt auf einer Reise persönlichen Wachstums und energetisiert uns auf eine ganz besondere Art und Weise. Mit Sicherheit gibt es Dinge in Deinem Leben, die Du schon immer tun wolltest, aber nie getan hast. Sei aus der Angst heraus zu scheitern oder aus Unsicherheit darüber, was die anderen denken könnten. Vielleicht weißt Du auch gar nicht genau wieso.

Wenn Du lernst, Dich regelmäßig selbst herauszufordern, wirst Du schnell über Dich hinauswachsen und spüren, wie Dein Selbstvertrauen und Dein Mut steigen. Du wirst glücklicher und erfolgreicher und besser mit dem fertig, was das Leben Dir abverlangt. Dementsprechend heißt das Motto dieses Kapitels:

Raus aus der Komfortzone!

Versuche, Dich ganz bewusst auf neue Dinge einzulassen, indem Du Routinen und Gewohnheiten aufbrichst. Das kann zunächst im Kleinen beginnen und entwickelt sich dann ganz von selbst. Hier sind ein paar Inspirationen, die auf den ersten Blick ungewohnt, herausfordernd und vielleicht auch ein bisschen beängstigend sein können:

- Ernähre Dich einen Tag lang komplett vegetarisch oder vegan.
- Übernimm eine ehrenamtliche Aufgabe.
- Leg einen Digital Detox ein. Das heißt einen Tag komplett ohne Smartphone auskommen.
- Tue Deinem Körper etwas Gutes und verzichte einen Tag lang (gerne auch länger) vollkommen auf Koffein, Nikotin, Alkohol oder Zucker.
- Probiere eine neue Sportart aus oder entdecke ein neues Hobby für Dich.
- Schreibe einem wichtigen Menschen in Deinem Leben einen Brief von Hand.
- Telefoniere mit einer Person, die Du seit mindestens einem Jahr nicht mehr gesprochen hast.
- Verbringe eine Stunde alleine in der Natur und genieße die Stille.
- Besuche einen fremden Ort, an dem Du noch nie zuvor gewesen bist.
- Mache einer völlig fremden Person ein Kompliment.

Die Hauptsache ist, dass Du etwas tust, das Du sonst nicht machen würdest. Den ersten Schritt hast Du vielleicht schon mit diesem Buch gemacht. Der zweite kann es sein, die Yoga-Praktiken und die verschiedenen Übungen zu einem festen Bestandteil Deiner neuen Tagesroutine zu machen. Manchmal reicht schon ein kleiner Funke aus, um die Flamme Deines Manipura Chakras neu zu entfacht und Dich auf einen ungeahnten Weg zu bringen.

Asanas für Dein Manipura Chakra

Die Meditationen und Asanas für das Solarplexus-Chakra konzentrieren sich auf Dein inneres Feuer und das Zentrum Deiner grobstofflichen Hülle. Die verschiedenen Posen und Haltungen sollen die Körpermitte und die Bauchmuskeln trainieren sowie Gleichgewichtssinn und das Durchhaltevermögen stärken.

Virabhadrasna II – der Krieger II

Wie bereits im Vorfeld erwähnt, praktizieren wir im Yoga drei verschiedenen Versionen des friedvollen Kriegers. Die zweite Variante ist ebenfalls eine kraftvolle Standhaltung, die den gesamten Körper aktiviert, die Konzentration fördert und eine beruhigende Wirkung auf Körper und Geist ausübt.

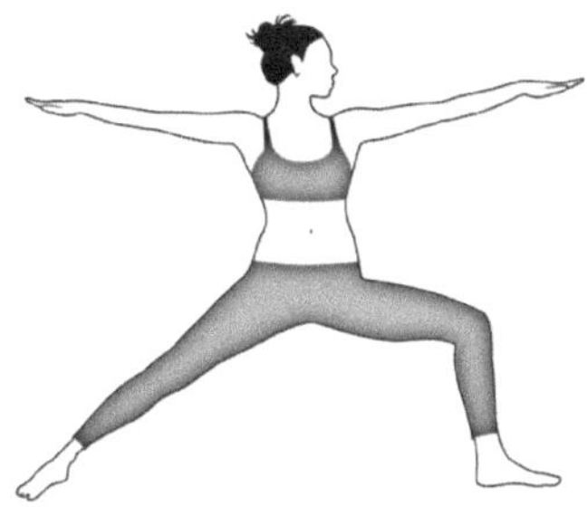

Schritt für Schritt:

- Ausgangsposition ist die Berghaltung (Tadasana). Beginne mit einem großen Ausfallschritt nach vorne. Das Schienbein steht senkrecht zum Boden und das Knie befindet sich wieder leicht hinter den Zehen.
- Drehe den hinteren Fuß um bis zu 90 Grad ein und strecke das Bein komplett durch. Das Gewicht ruht gleichmäßig auf beiden Beinen, während der Oberkörper mittig und die Wirbelsäule gerade aufgerichtet ist.
- Mit der nächsten Einatmung hebst Du die Arme parallel zum Boden, sodass sie eine gerade Linie mit den Schultern bilden. Ziehe die Schulterblätter zusammen, sodass sich der Brustkorb öffnet. Die Handflächen zeigen nach unten.
- Spüre die Spannung im ganzen Körper und achte darauf, wie sich die Hüfte langsam öffnet. Achte außerdem darauf, dass Du Dich nicht zu weit nach vorne lehnst.
- Bleibe für 30 bis 60 Sekunden lang in dieser Position und atme entspannt weiter, bevor Du anschließend wieder in die Berghaltung zurückkehrst. Wiederhole den Krieger II mit jedem Bein zwei- bis dreimal.

Phalakasana – der Unterarmstütz

Phalakasana ist eine einfache, aber effektive Übung, um den gesamten Körper zu trainieren. Neben der Körpermitte beansprucht sie die Brust-, Schulter- und Armmuskulatur. Außerdem stärkt sie das Selbstvertrauen und erhöht die Ausdauer und das Durchhaltevermögen.

Schritt für Schritt

- Stütze Dich auf die Unterarme. Ellbogen und Schultern bilden dabei eine Linie. Der Rücken ist gerade und der Kopf in Verlängerung der Wirbelsäule.
- Mit der nächsten Ausatmung stellst Du die Zehenspitzen auf und spannst die Bauch- und Gesäßmuskulatur an, um den Körper zu stabilisieren.
- Achte darauf, dass Dein Becken nicht zum Boden sinkt und Dein Rücken nicht in ein Hohlkreuz fällt.
- Atme gleichmäßig und ruhig weiter und versuche, die Position 60 Sekunden lang zu halten. Keine Sorge, falls Dir das nicht auf Anhieb gelingt. Mit der Zeit wirst Du hier schnell Fortschritte erzielen.

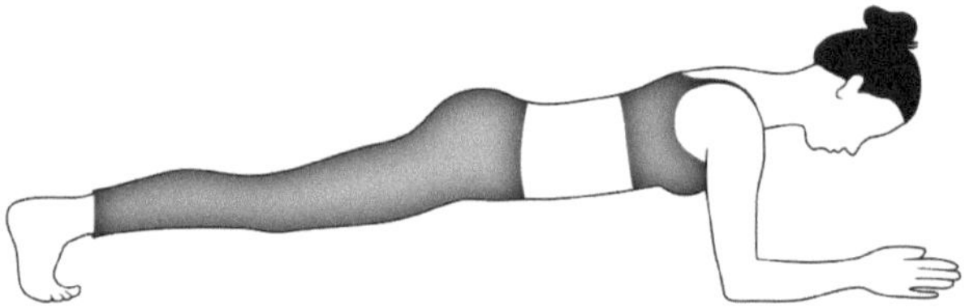

Paripurna Navasana – das Boot

Navasana ist eine kompakte Pose, die an ein schwimmendes Boot auf hoher See erinnert. Sie stärkt nicht nur die Rumpf- und Bauchmuskulatur, sondern fördert gleichzeitig die Balance und stimuliert die Nierentätigkeit. Es handelt sich um eine durchaus anspruchsvolle Haltung, die etwas Übung und Kraft erfordert.

Schritt für Schritt

- Begib Dich in eine bequeme Sitzhaltung. Die Knie sind leicht gebeugt und die Füße stehen parallel auf dem Boden.
- Greife nun mit den Händen in die Kniekehlen und verlagere das Gewicht leicht nach hinten, sodass Deine Füße den Boden verlassen. Der Rücken ist gerade, der Bauch angespannt und der Blick nach vorne gerichtet.
- Strecke nun die Beine vollständig aus und verlagere das Gewicht noch weiter nach hinten. Lasse die Kniekehlen los und strecke die Arme ebenfalls durch.
- Verweile für den Anfang 10 bis 20 Sekunden in dieser Haltung und steigere die Dauer allmählich bis hin zu einer ganzen Minute.

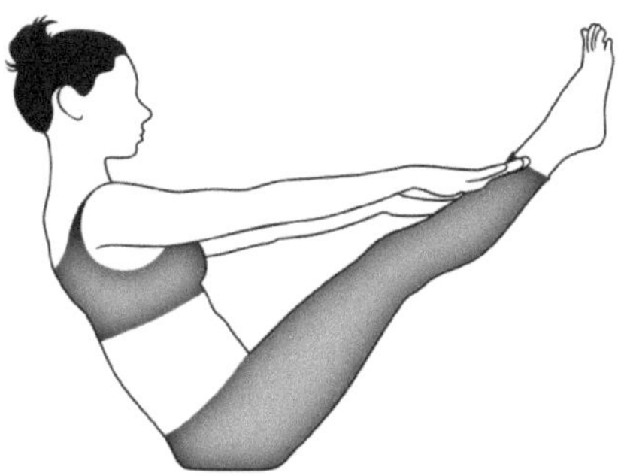

Bhujangasana – die Kobra

In der Bhujangasana ähnelt der Körper einer aufrechtstehenden Schlange. Es ist eine überaus kraftvolle und energetisierende Übung, die den Brustkorb und die Hüfte öffnet und gleichzeitig die Bauchmuskulatur aufdehnt. Zusätzlich erhöht sie die Flexibilität der Wirbelsäule und fördert die Ausschüttung des Glückshormons Serotonin.

Schritt für Schritt

- Die Übung beginnt in der Bauchlage. Die Beine sind gestreckt und liegen eng beieinander.
- Platziere die Hände auf Brusthöhe. Die Handflächen sind jeweils leicht nach außen gedreht, sodass Deine Ellbogen nach hinten zeigen.
- Mit der nächsten Einatmung baust Du kontrolliert Druck über die Handflächen auf und gleitest dadurch sanft mit dem Oberkörper nach vorne.
- Gleichzeitig spannst Du die Oberschenkel an, sodass sich die Knie vom Boden abheben. Drücke das Becken leicht in den Boden und ziehe die Schulterblätter nach hinten.
- Verweile für mindestens 60 Sekunden in dieser Position und versuche, die Spannung im gesamten Körper aufrecht zu halten.

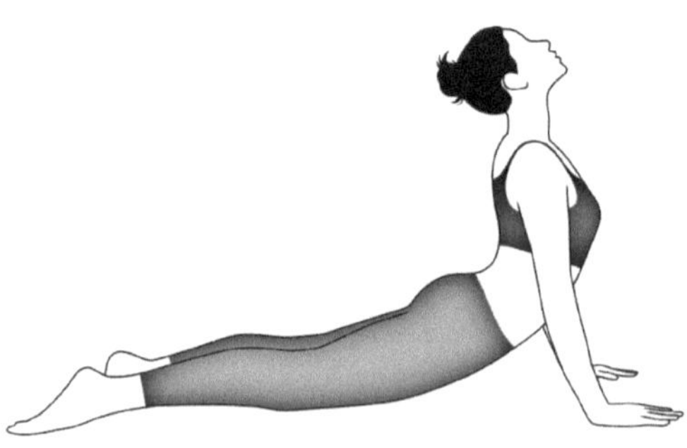

Vasisthasana – der Seitstütz

Genau wie der Unterarmstütz trainiert der Seitstütz die Kernmuskulatur und kräftigt dabei die Bauch-, Rücken, Becken- und Wirbelsäulenmuskulatur. Er stabilisiert den Rumpfbereich und fördert das Durchhaltevermögen sowie den Gleichgewichtssinn.

Schritt für Schritt

- Die Übung beginnt in der Seitenlage. Die Beine sind gestreckt und liegen von der Hüfte bis zu den Füßen übereinander. Der Ellbogen befindet sich unterhalb der Schulter und stützt den Oberkörper.
- Mit der nächsten Ausatmung hebst Du die Hüften und Knie vom Boden ab. Achte darauf, dass der Oberkörper gerade und der Kopf in einer Linie mit der Wirbelsäule bleibt.
- Halte die Spannung in der gesamten Rumpfmuskulatur aufrecht, indem Du das Gesäß anspannst und den Bauchnabel zur Wirbelsäule ziehst.
- Ziel ist es, den Seitstütz 60 Sekunden lang zu halten. Wiederhole die Übung mit beiden Seiten zwei- bis dreimal.

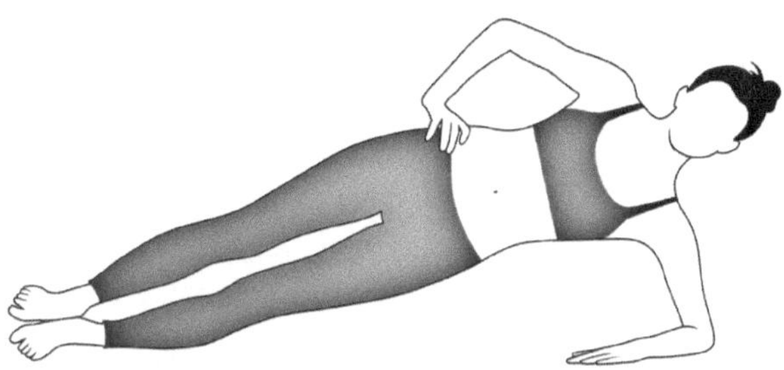

Nabelchakra-Asanas

Pranayama Lektion 3 – die Schlüsselbeinatmung

Nachdem Du bereits die Bauch- und Brustatmung in den ersten beiden Kapiteln kennengelernt hast, ist nun die Schlüsselbeinatmung an der Reihe. Es handelt sich dabei um den dritten und letzten Atemtyp, der automatisch bei Panik und Fluchtreaktionen vom Körper ausgelöst wird. Die Kombination dieser drei Atemtechniken bildet die »yogische Vollatmung« und kann hervorragend mit einer Meditation verknüpft werden, um das dritte Chakra anzusprechen. Da das Manipura dem Sehsinn zugeordnet wird, sind Visualisierungs-Meditationen äußert effektiv für dessen Reinigung.

Schritt für Schritt

- Suche Dir wieder eine bequeme Sitzhaltung, in der Du Dich entspannen kannst und schließe die Augen. Achte darauf, dass die Wirbelsäule gerade, Dein Brustkorb geöffnet und die Schultern entspannt sind.
- Beginne nun wieder mit der Bauchatmung. Spüre, wie sich Dein Bauch mit Luft füllt und leicht nach außen wölbt. Wiederhole die Bauchatmung einige Male, um erst einmal im Moment anzukommen.
- Sobald Du diesen Punkt erreicht, kannst Du Deine Hände beziehungsweise Deine Fingerspitzen sanft auf Deinem Schlüsselbein platzieren.
- Atme nun möglichst vollständig aus und spüre dabei, wie sich die Spannung in Deinem Unterbauch langsam aufbaut. Mit der nächsten Einatmung ziehst Du die Luft in den oberen Teil Deines Brustkorbs, sodass sich Dein Schlüsselbein leicht anhebt.
- Spüre, wie die Atmung bis in die letzten Spitzen Deiner Lunge reicht und jeden Bereich mit frischem Sauerstoff ausfüllt.

- Wiederhole diesen Prozess einige Male und sinke tiefer in die Entspannung hinein.
- Richte Deine Aufmerksamkeit nun auf Deine Körpermitte. Stell Dir ein strahlendes und gelbes Licht vor, das sich langsam vom Manipura Chakra her ausbreitet. Spüre wie Deine innere Sonne mit all ihrer Kraft und Wärme zu strahlen beginnt und jede Zelle des Körpers mit Energie versorgt. Mit jeder Ein- und Ausatmung versorgst Du Dein inneres Feuer mit neuer Energie und fachst es weiter an.
- Wiederhole die Affirmation: »Ich bin jeder Herausforderung gewachsen« einige Male. Sobald Du bereits bist, öffnest Du langsam die Augen. Bevor Du Deinen Tag fortsetzt, solltest Du ein paar Minuten ruhen.

Unterstütze Deine Selbstheilungskräfte

Edel- und Heilsteine für das Manipura Chakra

Das Solarplexus-Chakra repräsentiert den Sitz Deiner Persönlichkeit und Deine Körpermitte. Goldenen und gelben Edelsteinen wird nachgesagt, dass sie die Körperfunktionen in diesem Bereich ganz besonders verbessern, eine belebende Wirkung auf Deinen Stoffwechsel haben und Dein Selbstvertrauen stärken.

- **Citrin:** Der Citrin steht für Willensstärke und Zuversicht. In direktem Hautkontakt kann er seine volle Wirkung am besten entfalten.
- **Sonnenstein:** Der Sonnenstein ist besonders effektiv, wenn es darum geht, Ängste und Unsicherheiten zu überwinden. Wenn Du neue Energie und Lebensfreude tanken möchtest, dann ist dieser Edelstein bestens für Dich geeignet.
- **Feueropal:** Es handelt sich um einen energiereichen und kraftspendenden Edelstein, der das Feuer der Verdauung wieder entfacht.
- **Bernstein:** Der Bernstein wirkt vitalisierend und soll die Lebensfreude seines Trägers stärken. Zudem kann er Magen-Darm-Probleme und Blasenleiden lindern.

Chakra-Heilsteine

Aromen und Düfte für das Manipura Chakra

Ätherische Öle kannst Du hervorragend dafür nutzen, um das Nabelchakra zu harmonisieren. Zu den passenden Aromen gehören Zitrone, Schafgarbe, Pfefferminze und Lavendel sowie Fenchel, Grapefruit, Anis und Kamille. Diese Öle sind bestens dafür geeignet, um Deine innere Mitte zu stärken und das *Feuer der Verdauung* wieder zu entfachen. Bei Magenverstimmungen und Magenschwüren kannst Du sie zwischen dem Bauchnabel und dem Brustkorb einmassieren, um ihre beruhigende Wirkung zu entfalten. Darüber hinaus kannst Du sie auch zu einer Körperlotion vermischen, die der Schwingungsfrequenz des dritten Chakras entspricht.

Körperlotion für das Manipura Chakra

- 50 ml Trägeröl
- 3 Tropfen Kamillenöl
- 3 Tropfen Lavendelöl
- 3 Tropfen Rosenöl
- 1 Tropfen Zitronenöl

Vermische 50ml eines Trägeröls mit je 3 Tropfen Kamillen-, Lavendel- und Rosenöl sowie einem Tropfen Zitronenöl. Die Öle anschließend gut vermischen und im Uhrzeigersinn in der Magengegend auftragen. Als Trägeröl eignen sich übrigens auch kaltgepresste Speiseöle, wie Oliven-, Sonnenblumen- oder Mandelöl.

Affirmationen und Bestätigungen für das Manipura Chakra

Eine weitere Möglichkeit ist es, mit Bejahungen oder Bestätigungen zu arbeiten, wenn es um die Stärkung des dritten Chakras geht. Dafür benötigst Du lediglich wieder einige Sätze und Phrasen, die das Nabelchakra ganz gezielt adressieren. Jeden Morgen liest Du diese dann laut vor dem Spiegel und schaust Dir dabei tief in die Augen. Das kann bereits nach kurzer Zeit wahre Wunder für Deinen Gemütszustand bewirken. Für das Nabelchakra können folgende Bejahungen hilfreich sein:

- »Ich halte mein Schicksal selbst in Händen.«
- »Ich treffe meine eigenen Entscheidungen.«
- »Ich verliere meine Ziele nicht aus den Augen.«
- »Ich bin jeder Herausforderung gewachsen.«
- »Ich verdiene Glück und Zufriedenheit.«
- »Ich vertraue auf mich selbst und meine Fähigkeiten.«
- »Ich übernehme die volle Verantwortung für mein Handeln.«
- »Ich bin motiviert und weiß, dass ich meine Ziele erreichen werde.«

Ernährung für das Manipura Chakra

Um den Energiefluss im Nabelchakra anzukurbeln und das *innere Feuer* zu entfachen, kannst Du auf Lebensmittel mit gelben und sonnigen Farben zurückgreifen. Hierfür eignen sich Vollkornprodukte wie Hafer und Reis, aber auch Kichererbsen, gelbe Linsen und Bohnen sind bestens dafür geeignet. Neben frischem Obst in Form von Bananen, Mirabellen oder Ananas, haben wärmende Gewürze wie Ingwer, Kurkuma und Curry einen anregenden Effekt für den Stoffwechsel.

Darüber hinaus wurde in den ersten beiden Kapiteln bereits angesprochen, dass Wasser ein wunderbarer Energieträger zur energetischen Stärkung ist. Auch für das Nabelchakra eignet sich energetisiertes Wasser, das Du aus entsprechenden Chakra-Gläsern trinken kannst. Alternativ hilft es auch, wenn Du das Wasserglas auf eine gelbe Unterlage stellt oder es mit positiven Bejahungen beschriftest.

Das Wichtigste auf einen Blick

Namen	Solarplexus-Chakra, 3. Chakra, Nabelchakra, Manipura
Lage	Über dem Bauchnabel, auf Höhe des Solarplexus
Entwicklungsalter	15 - 21 Jahre
Lebensthemen	Sitz der Persönlichkeit, Verarbeitung von Gefühlen und Erlebnissen, Macht, Mut, Entschlusskraft
Zuordnung zum Körper	Verdauungssystem, Magen, Leber, Galle, Milz, vegetatives Nervensystem
Sinnesfunktion	Sehvermögen
Drüsen & Hormone	Leber und Bauchspeicheldrüse: Serotonin, Insulin
Mögliche Symptome	Magengeschwüre, Schlaf- und Essstörung, Reizdarm, Übergewicht, Übertriebener Ehrgeiz, Leistungs-orientierung, Rücksichtslosigkeit, Wutanfälle, Gefühlskälte
Yoga-Asanas	Krieger II, Unterarmstütz, Boot, Bogen, Seitstütz
Edel- & Heilsteine	Citrin, Sonnenstein, Feuer Opal, Bernstein
Aromen & Düfte	Zitrone, Schafgarbe, Pfefferminze, Lavendel, Fenchel, Grapefruit, Anis, Kamille
Affirmation	»Ich halte mein Schicksal selbst in Händen.«
Ernährung	Vollkornprodukte wie Hafer, Reis, Kichererbsen Früchte und gelbe Früchte und Gemüse

Woche 4:

Das Anahata Chakra – die Quelle der universellen Liebe

Kommen wir zum vierten der sieben Chakren und damit zum energetischen Zentrum des Körpers: dem Herzchakra. Im Sanskrit wird es auch als Anahata bezeichnet, was so viel wie *unendlich, unverletzt* oder *grenzenlos* bedeutet und sich auf den ungebrochenen Rhythmus unseres Herzschlags bezieht. Es bildet die Brücke zwischen dem unteren Dreieck (Wurzel-, Sakral- und Nabelchakra) und dem oberen Dreieck (Hals-, Stirn- und Kronenchakra) und damit das Bindeglied zwischen der irdisch-weltlichen und der spirituell-kosmischen Dimension. Während die unteren drei Chakren den physischen Körper und die Sinneserfahrungen repräsentieren, stehen die oberen drei Energiezentren in einer besonderen Verbindung mit der Spiritualität – also mit der Intuition, dem Geist und der Seele. Im Herzchakra trifft all das aufeinander, verbindet sich und findet einen Ausgleich.

Symbolisiert wird das Herzchakra in traditionellen Zeichnungen durch den zwölfblättrigen Lotus. Er steht sinnbildlich für die zwölf göttlichen Eigenschaften, die dem Herzen innewohnen: Glückseligkeit, Friede, Harmonie, Liebe, Verständnis, Mitgefühl, Klarheit, Reinheit, Einheit, Barmherzigkeit, Güte und Verzeihung. Im Inneren des Lotus befinden sich zwei ineinandergreifenden Dreiecke, die einen sechszackigen Stern bilden, der die Symbolik von der Verschmelzung der unteren und oberen Chakren aufgreift. Laut der Fünf-Elemente-Lehre wird das Herzchakra durch das Element der Luft (Vayu) repräsentiert und dem Tastsinn zugeordnet.

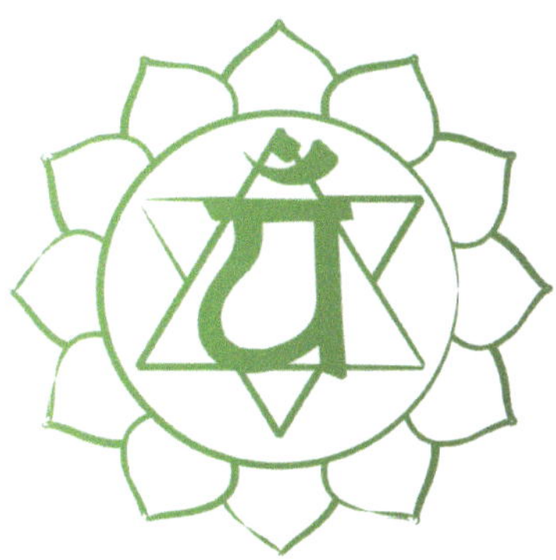

Wo befindet sich das Anahata Chakra?

Als Zentrum des Chakren-Systems befindet sich das Herzchakra in der Mitte des Brustkorbs beziehungsweise auf Höhe der Brustwirbelsäule. Es ist also wenig verwunderlich, dass es auf physischer Ebene mit unserem biologischen Herzen, dem Brustkorb sowie der Lunge und der Thymusdrüse in Verbindung steht. Herz- und Kreislaufprobleme, koronare Herzerkrankungen sowie eine schlechte Durchblutung und zu niedriger beziehungsweise zu hoher Blutdruck können daher körperliche Anzeichen für ein gestörtes Herzchakra sein. Darüber hinaus weisen Atemwegserkrankungen wie Lungenentzündungen oder eine Bronchitis auf ein energetisches Ungleichgewicht im Körper hin. Durch die Verbindung mit der Thymusdrüse, die sich mittig im Brustkorb zwischen den Lungenflügeln befindet, beeinflusst das Herzchakra außerdem unseren Hormonhaushalt über die Produktion von Thymosin. Dieses Hormon ist maßgeblich an der Produktion von weißen Blutkörperchen beteiligt, die Teil des Immunsystems sind und dabei helfen, die Abwehrkräfte zu stärken und Infektionen zu bekämpfen.

Was sind die zentralen Lebensthemen des Anahata Chakra?

Als energetisches Zentrum vereint das vierte Chakra viele unterschiedliche Qualitäten in sich. Schwerpunktmäßig geht es allerdings um die Themen des Herzens:

- Liebe und Zuneigung,
- innerer Frieden und Selbstheilung,
- Herzensgüte und Verständnis,
- Wohlwollen und Nachsicht,
- Offenheit und Toleranz,
- Menschlichkeit, Mitgefühl und Empathie,
- Vergebung für andere und sich selbst,
- liebevolle und empathische Beziehungen,
- Dankbarkeit und Anerkennung.

Im Herzchakra ist also die Ausgeglichenheit im Körper beheimatet, die gekennzeichnet ist durch Vertrauen, Leidenschaft, Mitgefühl, Bindung und Liebe. Viele dieser Qualitäten stehen spiegelbildlich für die Achtsamkeit selbst. Denn Achtsamkeit bedeutet im Grunde nichts anderes, als das wir uns bewusst für eine positive Haltung im Leben entscheiden, um Stress und Leiden zu reduzieren. Aber mehr dazu im zweiten Teil dieses Kapitels.

Wann und wie entsteht ein Ungleichgewicht im Anahata Chakra?

Auch wenn die Fundamente des vierten Chakras bereits in der frühen Kindheit gelegt werden, liegt die wahre Blütezeit des Anahata zwischen dem 21. und 28. Lebensjahr. Nachdem sich unser Manipura Chakra entwickelt und sich unsere Persönlichkeit sowie unser Selbstverständnis weitestgehend gefestigt haben, beginnt nun ein neuer und ebenso prägender Lebensabschnitt.

Vor uns liegt eine Phase, die ganz im Zeichen unserer Liebesfähigkeit und Selbstlosigkeit steht. In ihrem Verlauf lernen wir die wahre Bedeutung von bedingungsloser Liebe und Hingabe kennen. Ein harmonisches Herzchakra lässt den Blick von uns selbst auf unsere Mitmenschen wandern. Wir entwickeln ein starkes Gemeinschaftsgefühl, finden unseren Platz in der Welt und sehen uns – viele vielleicht zum allerersten Mal – wahrlich als Teil eines großen Ganzen. Viele Dinge in unserem Leben werden zu Herzensangelegenheiten, die wir nicht länger aus reinem Selbsterhalt oder egoistischen Motiven anstreben, sondern für andere Menschen tun möchten. Selbstlose Denk- und Handlungsweisen prägen dabei immer öfter unsere Entscheidungen. Dadurch machen wir uns empfänglich für ein tiefes Gefühl der Verbundenheit und Zufriedenheit, das weit über uns selbst hinausgeht. Viele Menschen erleben in dieser Zeit zum ersten Mal, was es bedeutet, wahre Liebe zu verspüren oder den Wert einer echten Freundschaft zu schätzen. Dies ist daher auch oftmals die Zeit, in der wir einen Partner fürs Leben finden, eine Familie gründen oder sesshaft werden.

Anders als beim Sakralchakra geht es in diesem Lebensabschnitt also nicht um einfache emotionale Beziehungen und Verbindungen mit unseren Mitmenschen, sondern um komplexere Gefühle, wie die zuvor erwähnte bedingungslose Liebe und tief greifende Freundschaften. Die Voraussetzung für all das ist es, den emotionalen Schmerz der Vergangenheit und der Gegenwart loslassen zu können und nicht an ihm zu klammern. Denn traumatische Ereignisse, nicht verarbeitete Erfahrungen und Herzschmerz in dieser Lebensphase können unsere Fähigkeit zu lieben und unsere Bereitschaft, uns auf tiefe Beziehungen und andere Menschen einzulassen, nachhaltig beschädigen. Oft sind es Verletzungen, Wut, Trauer, Bedauern und andere Dinge aus der Vergangenheit, die wir verdrängt und nicht richtig verarbeitet haben. Dabei kann es sich auch um Zurückweisung, eine nicht erwiderte Liebe oder eine tiefe seelische Verletzung wie Missbrauch handeln. Wenn wir nicht in der Lage sind, diese Erfahrungen ausnahmslos zu verarbeiten, dann werden sie wie ein immerwährender und schwarzer Schatten über uns liegen und das vierte Chakra aus dem Gleichgewicht bringen. Du wirst dann viel mit emotionalen Themen zu kämpfen haben, wie Angst, Eifersucht, Furcht, Launenhaftigkeit, Wut und einem Mangel an Vertrauen.

Ein harmonisches und gesundes Herzchakra verleiht uns hingegen die Fähigkeit bedingungslos zu lieben. Eine Liebe aus tiefstem Herzen und losgelöst von jeglichen Erwartungen und Bedingungen. Darüber hinaus verleiht es uns die Fähigkeit zu vergeben. Das gilt sowohl für die Vergebung gegenüber anderen Menschen, als auch gegenüber uns selbst. In ihrem Buch »Chakren – Die sieben Zentren von Kraft und Heilung« beschreibt *Caroline Myss* diese Tatsache in einer nahezu perfekten Art und Weise:

»Um unseren inneren Frieden zu finden, müssen wir die heilende Energie der Vergebung begrüßen und unser unbedeutendes Bedürfnis nach menschlicher, selbstbestimmter Gerechtigkeit loslassen.«

Welche physischen und psychischen Auswirkungen hat ein gestörtes Anahata Chakra?

Fassen wir nochmal zusammen: Im vierten Chakra ist die Ausgeglichenheit im Körper zu finden, die gekennzeichnet ist durch Liebe, Vertrauen, Leidenschaft, Mitgefühl und Achtsamkeit. Mit einem gestörten Anahata Chakra geraten nicht nur diese Qualitäten ins Wanken, sondern ebenfalls unsere Fähigkeit, die verschiedenen (Liebes-)Erfahrungen sowie die damit verknüpften Empfindungen und Emotionen vollständig zu verarbeiten. Eifersucht, Zorn und Verbitterung nehmen dann den Platz von Liebe, Zuneigung und Verständnis ein. Weitere seelische Anzeichen für ein verkümmertes Herzchakra reichen von Misstrauen und Einsamkeit über Egoismus und Hartherzigkeit bis hin zu Verschlossenheit und starkem Misstrauen gegenüber unseren Mitmenschen. Das äußert sich dann ganz konkret in der Unfähigkeit, Liebe zu geben und zu empfangen sowie in ausufernden Problemen im zwischenmenschlichen Bereich und unseren Liebesbeziehungen.

Eine energetische Überfunktion des Herzchakras kann sich auf vielfältige Art und Weise ausdrücken. Denn das Herzchakra versteht sich als ein Punkt der Balance zwischen unseren altruistischen – also selbstlosen – Absichten sowie persönlichen und egoistischen Motiven. Im Falle so einer Überfunktion verschwimmt die Grenze zwischen diesen zwei Polen zunehmend, sodass Du von Deinen Gefühlen und Emotionen überfordert und beherrscht wirst. Mögliche Anzeichen dafür sind mangelnde Kritikfähigkeit und eine gewisse Überemotionalität in Konflikten und Auseinandersetzungen. Im Privatleben zeichnet sich dieses Ungleichgewicht außerdem durch eine Maßlosigkeit und Umtriebigkeit aus. Ohne Rücksicht auf Verluste vernachlässigst Du Dich selbst und stürzt Dich von einer kurzfristigen Befriedigung in die nächste, ohne das Gefühl zu haben, dadurch die gewünschte Befriedigung zu erlangen. Du sagst *Ja* in Situationen, in denen Du eigentlich *Nein* sagen solltest und tolerierst Dinge, die nicht zu tolerieren sind. Diese mangelnde emotionale Selbstfürsorge führt oft zu Überanstrengungen in unseren Beziehungen. Du opferst Dich für andere in einem Maße auf, dass Dich auf Dauer auslaugt und Dir nicht guttut. Das alles kann dann in einer Ruhelosigkeit und anhaltender Unzufriedenheit gipfeln.

Analog dazu spiegelt sich eine Unterfunktion des Herzchakras ebenfalls in verschiedenen Extremen wider. Wie bereits zuvor erwähnt, ist das allen voran die Unfähigkeit, sich selbst und anderen zu vergeben und die Vergangenheit ruhen zu lassen. Das kann sich dann in einer Gefühlskälte und Bindungsängsten, die keine intimen Beziehungen mehr zulassen, zeigen. Wir distanzieren uns von unseren Mitmenschen und sind übermäßig kritisch mit ihnen und mit uns selbst. Solch ein Verhalten kann sehr schnell zu selbstsabotierenden Verhaltensweisen und unrealistischen Erwartungen führen, die gesunde Beziehungen unmöglich machen. Wir sind nachtragend, verurteilend und besitzergreifend und haben Angst vor der eigenen Verletzlichkeit. Wenn wir nicht imstande sind, den Menschen in unserem Leben zu verzeihen, dann reagieren wir allen voran mit dem Kopf anstelle des Herzens.

Lebensfragen für das Anahata Chakra

Die Energie der Liebe, die Du empfangen und geben kannst, ist also im Herzchakra beheimatet. Solltest Du feststellen, dass Du nicht mehr in der Lage bist, Dich selbst zu lieben sowie die Liebe anderer anzunehmen und diese zu erwidern, ist dies das erste Anzeichen für eine Dysbalance im vierten Chakra. Da wir im Leben immer wieder mit stark emotional aufgeladenen Lebenserfahrungen und großen Veränderungen konfrontiert werden, ist es sehr ratsam, die Gesundheit des Anahata Chakras stets im Auge zu behalten. Mit den folgenden Fragen kannst Du eine erste Diagnose durchführen, um den Zustand Deines Herzchakras zu überprüfen:

- Fühlst Du Dich oft einsam und alleingelassen?
- Sehnst Du Dich nach mehr Liebe und Zuneigung in Deinem Leben?
- Empfindest Du körperliche Nähe als eher unangenehm und fällt es Dir schwer, diese zuzulassen?
- Hast Du Probleme, gesunde Beziehungen aufzubauen und aufrechtzuerhalten?
- Schwelgst Du oft in der Vergangenheit und fällt es Dir schwer, über eine vergangene Beziehung hinwegzukommen?
- Fällt es Dir schwer, die eigenen Gefühle an- und wahrzunehmen?

- Hast Du Bindungsängste und fällt es Dir schwer Dich in einer Partnerschaft voll und ganz fallen zu lassen?
- Fällt es Dir schwer, mit anderen Menschen eine Verbindung aufzubauen?
- Bist zu nachtragend und unversöhnlich?
- Fällt es Dir schwer, Empathie zu zeigen und Dich in andere hineinzuversetzen?
- Führst Du in Deinen Beziehungen eine *innere Bilanz*, um herauszufinden, wer wem noch etwas schuldet?

Die ehrliche Beantwortung dieser Fragen wird Dir dabei helfen, den Zustand Deines Herzchakras einzuschätzen. Je besser Du Dich selbst kennenlernst, desto einfacher wird es Dir im nächsten Schritt fallen, Dich selbst auf den Weg der Heilung zu begeben. Wenn Du eine oder mehrere dieser Fragen also mit *Ja* beantwortet hast, dann solltest Du Dich unbedingt näher mit Deinem Herzchakra befassen. Denn nur mit einem ausgeglichenen Herzchakra bist Du in der Lage, Erlebnisse und Gefühle auf eine gesunde Art zu verarbeiten.

Warum ist es so wichtig, das Anahata Chakra zu heilen?

Für viele von uns ist es eine Lebensaufgabe, sich selbst annehmen und lieben zu können. Die Selbstliebe ist ein immerwährender Prozess, der unsere Achtsamkeit und Hingabe erfordert und sich durch unser gesamtes Leben zieht. Wer dieses Ziel nicht aus den Augen verliert und sich der Arbeit mit seinem Herzchakra widmet, der ist auf dem besten Wege, ein glückliches und erfülltes Leben zu führen. Denn ein gesundes Herzchakra erlaubt es Dir, Deine Bedürfnisse besser wahrnehmen, verstehen und erfüllen zu können. Es ermöglicht Dir, Dich selbst vollständig anzunehmen und zu akzeptieren. Plötzlich werden all die kleinen Fehler und unerfreulichen Situationen in Deinem Leben unwichtig, da Du Dich für etwas öffnest, das weitaus größer ist als Du selbst. Eben in dieser Demut wird Dir vieles möglich. Du lernst zu glauben und zu lieben. Um es kurz auszudrücken: Es fühlt sich an, als könntest Du die ganze Welt umarmen.

Die Arbeit mit Deinem Anahata Chakra

Du hast nun erfahren, welche besonderen Qualitäten dem Herzchakra innewohnen und warum es als das Zentrum der universellen Liebe gilt. Für die Harmonisierung des Anahata Chakra gibt es einen wichtigen Grundsatz, der noch vor allen Asanas, Atemtechniken und den verschiedenen Hilfsmitteln zum Tragen kommt. Er ist ausgesprochen einfach, aber unglaublich mächtig:

Erfreue Dich an den einfachen Dingen des Lebens!

Die kleinen Dinge des Lebens wertzuschätzen, bedeutet nichts anderes, als Deine Aufmerksamkeit auf das zu lenken, was Dir guttut. Es bedeutet, Dankbarkeit für die alltäglichen Dinge zu zeigen, die man leicht als selbstverständlich betrachtet oder im hektischen Alltag schnell übersieht. Genieße den Moment und schätze die kleinen Geschenke, Erfahrungen und Begegnungen, die das Leben für Dich bereithält.

Lege den Fokus auf alles, was Dir Freude bereitet und weg von den Dingen, die ärgerlich, frustrierend oder verletzend sind. Dieser Grundsatz wird negative Ereignisse in Deinem Leben zwar nicht verhindern, aber er kann Dir dabei helfen, Licht anstelle von Dunkelheit, Chancen anstelle von Risiken und Stärken anstelle von Schwächen zu sehen. Wenn Du Dich bewusst dafür entscheidest, den Dingen in Deinem Leben mit dieser Achtsamkeit zu begegnen, wird Dich das glücklicher und zufriedener stimmen. Eine gute Faustregel dafür lautet: *Wenn Du es nicht ändern kannst, dann beschäftige Dich auch nicht unnötig damit.* Warum solltest Du Dich mit Dingen belasten, über die Du ohnehin keine Kontrolle hast? Anstatt Deine Zeit und Energie hierfür aufzuwenden, solltest Du Dich stattdessen auf das konzentrieren, was in Deiner Macht liegt.

Asanas für das Anahata Chakra

Die Gesundheit des Herzchakras ist für Deine Vitalität und Lebensfreude von entscheidender Bedeutung. Für die Harmonisierung des Anahata eignen sich Yoga-Übungen mit Rückbeugen, die oft auch als *Herzöffner* bezeichnet werden. Die folgenden Asanas widmen sich daher primär der Elastizität und Dehnung des Brustkorbs sowie der Mobilisierung der Brustwirbelsäule. Denn ein beweglicher und gesunder Torso schafft Raum für Herz und Atmung und somit Energie für Körper und Geist. Darüber hinaus spielt die Kontrolle des Atems (Pranayama) eine besondere Rolle im Umgang mit dem vierten Chakra. Denn wie Du bereits weißt, hat Dein Anahata Chakra seine körperliche Entsprechung unter anderem in der Lunge und wird dem Element der Luft (Vayu) zugeordnet. Als Quelle der kosmischen Lebensenergie Prana ist reine Luft also nicht nur essenziell, um unseren physischen Körper am Leben zu halten. Sie ist gleichzeitig ein effektives Werkzeug, um das Herzchakra gezielt anzusprechen, zu harmonisieren und mit Energie zu versorgen. Die folgenden Übungen konzentrieren sich daher primär darauf, mehr Raum für die Atmung zu schaffen und die Lunge zu aktivieren. Das wirkt nicht nur entspannend für Körper und Geist, sondern führt außerdem dazu, dass weniger Stresshormone ausgeschüttet werden. Auch wenn die folgenden Asanas durchaus anspruchsvoll sein können, solltest Du sie ausprobieren. Denn erst, wenn die Energie im Anahata Chakra ungehindert fließen kann, ist es im weiteren Verlauf möglich, an den oberen drei Chakren zu arbeiten.

Anuvittasana – die stehende Rückbeuge

Die stehende Rückbeuge ist eine herzöffnende Übung, die sich hervorragend als Aufwärmübung eignet und den Körper auf anspruchsvollere Folge-Asanas vorbereitet. Sie dehnt die gesamte Vorderseite des Körpers, stärkt das Herz-Kreislaufsystem und fördert ein Gefühl von Vertrauen und Stabilität.

Schritt für Schritt

- Die Übung beginnt in der Berghaltung (Tadasana). Lege die Hände seitlich auf die Hüften, um Dich abzustützen. Oberschenkel und Gesäß sind angespannt. Die Beine sind komplett durchgestreckt, sodass die Kniescheiben sich leicht anheben.
- Mit der nächsten Einatmung schiebst Du die Hüfte leicht nach vorne, während der Oberkörper sich langsam und kontrolliert zurücklehnt. Der Kopf wandert in den Nacken und der Blick nach oben in Richtung des Himmels.
- Wenn Du Dich sicher und stabil genug fühlst, folgen nun die ausgestreckten Arme in einem großen Halbkreis vor dem Körper und wandern ebenfalls über den Kopf.
- Halte die Spannung für mehrere Atemzüge und kehre anschließend wieder in die Berghaltung zurück. Wiederhole die stehende Rückbeuge vier- bis fünfmal.

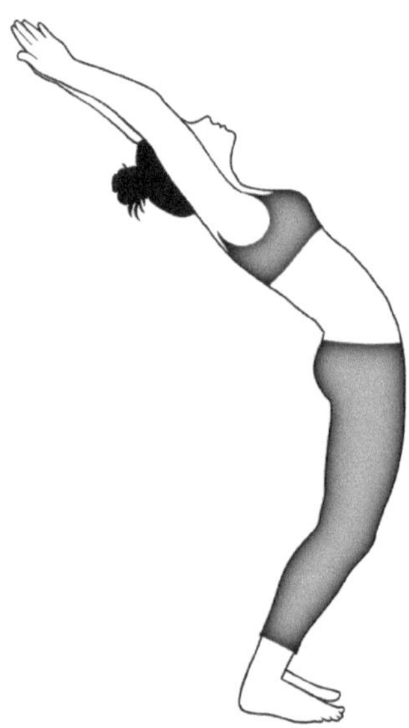

Anahatasana – die Haltung des Herzens

Anahatasana ist die Haltung des Herzens. Die Kombination aus der Stellung des Kindes und dem herabschauenden Hund entlastet die Wirbelsäule und unterstützt die Herz- und Lungenfunktion. Außerdem beruhigt sie den Geist und fördert die Entspannung.

Schritt für Schritt

- Die Übung beginnt im Vierfüßler-Stand. Die Hände liegen flach auf dem Boden und die Arme sind ausgestreckt. Die Schultern befinden sich in einer Linie über den Handgelenken und die Hüften über den Knien.
- Je nach Körperproportionen musst Du die Handflächen nun etwa eine Unterarmlänge nach vorne wandern lassen.
- Mit der nächsten Ausatmung schiebst Du das Gesäß nach hinten, sodass sich der Oberkörper und das Herz in Richtung Boden absenken. Die Arme sind weiterhin aktiv durchgestreckt. Die Ellbogen berühren den Boden jedoch nicht.
- Mit jeder Ausatmung schiebst Du das Becken ein Stück weiter zurück und die Brust näher zum Boden. Spüre, wie sich der Brustkorb und die Vorderseite der Schultern öffnen. Achte darauf, dass die Hüften über den Knien bleiben.
- Atme ruhig und entspannt weiter und spüre, wie sich die Wirbelsäule in beide Richtungen ausdehnt. Halte die Position für 30 bis 60 Sekunden lang und lasse das Gesäß anschließend für die Stellung des Kindes (Balasana) auf die Fersen sinken.

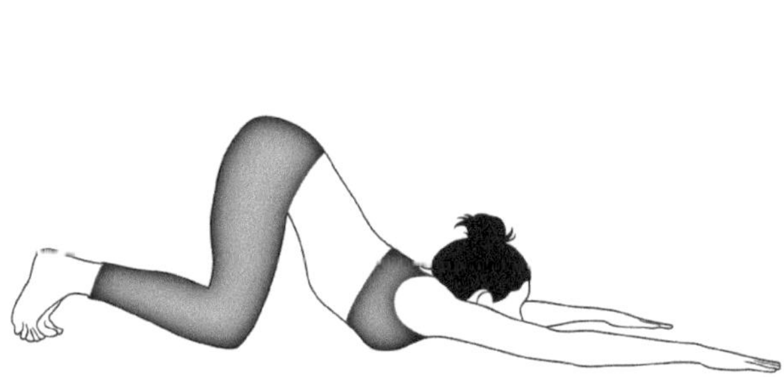

Urdhva Hastasana – die Palme

Die Palme entlastet die gesamte Wirbelsäule und belebt gleichzeitig Körper und Geist. Die Streckung des Körpers lindert Rückenschmerzen und regt die Blutzirkulation im Unterleib an. Außerdem mobilisiert sie die Schultergelenke und fördert die Balance.

Schritt für Schritt

- Die Übung beginnt in der Berghaltung (Tadasana).
- Mit der nächsten Ausatmung verschränkst Du die Finger vor dem Körper und lässt die Arme in einer halbkreisförmigen Bewegung über den Kopf wandern, sodass die Handflächen nach oben zeigen.
- Oberschenkel und Gesäß sind angespannt. Die Beine sind komplett durchgestreckt, sodass die Kniescheiben sich leicht anheben. Ziehe die Schulterblätter leicht nach hinten und halte aktiv die Spannung.
- Achte darauf, den gesamten Körper zu strecken und die Wirbelsäule lang werden zu lassen.

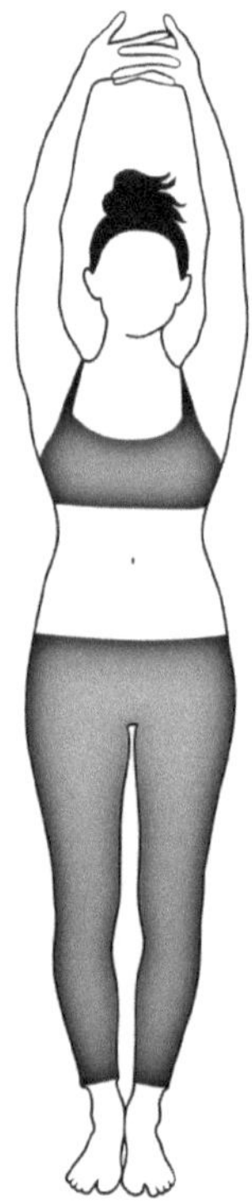

Virabhadrasna III – der Krieger III

Die letzte Variante des Kriegers ist ebenfalls eine kraftvolle Standhaltung, die Dich mit Deiner inneren Stärke verbindet. Die Kombination von Vor- und Rückbeuge ist durchaus anspruchsvoll und erfordert ein gewisses Maß an Kraft und Balance. Wenn Du sie aber erst einmal gemeistert hast, verbessert sie Deine gesamte Körperhaltung und bringt Harmonie und Leichtigkeit in Dein Leben.

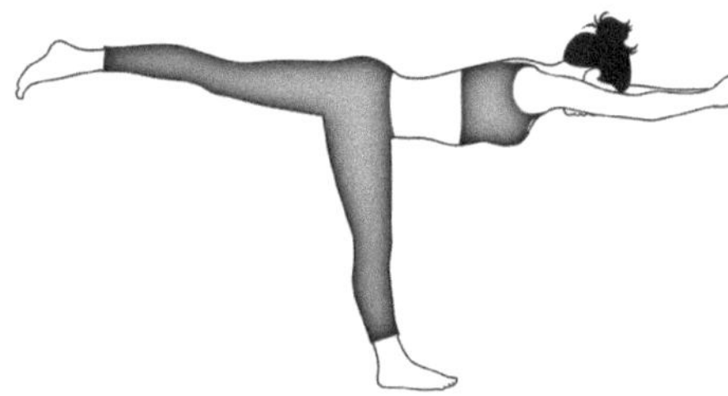

Schritt für Schritt:

- Die Übung beginnt in der Berghaltung (Tadasana). Mit der nächsten Ausatmung machst Du einen großen Ausfallschritt nach vorne und hebst die Arme ausgestreckt über den Kopf, um in den Krieger I zu gelangen.
- Mit der nächsten Einatmung verlagerst Du Dein gesamtes Gewicht auf das vordere Standbein. Das hintere Bein ist gestreckt, während die Zehenspitzen noch leicht den Boden berühren. Dein gesamter Körper bildet eine gerade Linie und hält eine aktive Körperspannung.
- Nimm Dir einige Augenblicke, um die Balance zu finden und um den Körperschwerpunkt zu kontrollieren. Wenn Du Dich sicher genug fühlst, kannst Du das hintere Bein langsam vom Boden abheben, während Dein Oberkörper zum Boden absinkt. Ziel ist, den Körper in eine Standwaage zu bringen, damit das hintere Bein und der Oberkörper waagerecht und parallel zum Boden stehen.
- Für den Anfang kannst Du den Krieger am besten mit den Händen an einer Wand und anschließend mit einem Fuß an der Wand üben, bis Deine Balance so weit ausgebildet ist, dass Du ihn frei stehend durchführen kannst.
- Verweile für fünf bis sechs Atemzüge in dieser Haltung und kehre dann langsam und kontrolliert in die Ausgangsposition zurück. Wiederhole den Krieger mit jedem Bein zwei- bis dreimal.

Shavasana – die Totenhaltung

Auch wenn Shavasana eine Ruhehaltung ist, ist sie nicht mit bloßem herumliegen zu verwechseln. Denn der Zustand der völligen Tiefenentspannung soll die tägliche Reizüberflutung der Außenwelt für einen Moment abschalten und den Fokus auf Dein inneres Universum lenken. Dadurch können sich Körper und Geist regenerieren, Spannungen werden abgebaut und der Energiefluss im gesamten Körper wird stimuliert. Shavasana wirkt damit wohltuend auf alle Chakren.

Schritt für Schritt

- Lege Dich auf den Rücken und finde eine bequeme Position. Die Beine liegen etwa hüftbreit auseinander und die Füße fallen locker nach außen. Die Arme sind leicht abgewinkelt vom Oberkörper, sodass die Achseln frei liegen. Die Handflächen zeigen nach oben und die Finger krümmen sich leicht und natürlich nach innen.
- Schließe die Augen und atme tief durch die Nase ein und den Mund aus. Erlaube Deinem Körper und Geist zur Ruhe zu kommen und spüre, wie sich eine angenehme Wärme und Schwere in Dir breit macht und Dich langsam in den Boden sinken lässt.
- Scanne Deinen Körper von Kopf bis Fuß auf mögliche Verspannungen und Irritationen. Wenn Du fündig wirst, verweile einen Augenblick an der jeweiligen Position und versuche ganz bewusst, die Spannung aufzulösen.
- Lasse die Atmung frei und natürlich fließen und gib die Kontrolle über Körper und Geist langsam auf. Erlaube Dir selbst tiefer und tiefer in einen Zustand der völligen Entspannung zu gleiten.
- Verweile für mindestens 5 bis 10 Minuten in der Totenhaltung und genieße es!

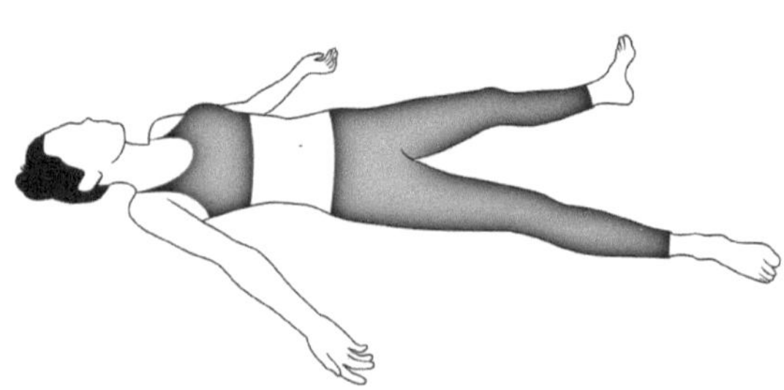

Herzchakra-Asanas

Pranayama Lektion 4 –die Wechselatmung

Die Wechselatmung ist eine der wichtigsten Pranayamas und zugleich die Grundlage für viele weitere Atemtechniken im Yoga. Sie wird auch als »Nadi Shodana« bezeichnet, was so viel wie *die Reinigung der Nadis* bedeutet. Ziel der Wechselatmung ist es, die beiden Hauptnadis Ida und Pingala miteinander zu harmonisieren und den Fluss der komischen Lebensenergie Prana dadurch anzuregen. Durch die Ausgeglichenheit der beiden energetischen Ströme soll zudem ein Zustand der inneren Balance und Harmonie erreicht werden. Gleichzeitig synchronisiert Nadi Shodana beide Gehirnhälften und beruhigt das zentrale Nervensystem. Diese Technik steigert also nicht nur Dein Energieniveau, sondern reichert das Blut außerdem mit Sauerstoff an, reduziert Stress und Angstgefühle und zentriert Körper und Geist in einen meditativen Zustand. Die Bezeichnung *Wechselatmung* leitet sich daraus ab, dass ganz bewusst und abwechselnd durch das rechte und linke Nasenloch geatmet wird. Tatsächlich ist es nämlich so, dass wir nie vollkommen gleichmäßig durch beide Nasenlöcher aus- beziehungsweise einatmen, sondern immer ein dominantes Nasenloch haben, das mehr Sauerstoff transportiert. Durch Nadi Shodana synchronisieren wir dieses Ungleichgewicht.

Schritt für Schritt

- Finde eine bequeme Sitzhaltung. Bevor Du die Übung beginnst, atme einige Male entspannt ein und wieder aus. Konzentriere Dich dabei auf den natürlichen Fluss der Atmung. Sobald Du bereit bist, beginne mit einer tiefen und vollständigen Ausatmung

- Bringe nun die rechte Hand (falls Du Rechtshänder bist) vor das Gesicht. Dein Zeige- und Mittelfinger sind ausgestreckt, während sich Daumen und Ringfinger berühren.
- Verschließe nun das rechte Nasenloch mit dem Daumen und atme sanft und gleichmäßig durch das linke Nasenloch ein. Zeige- und Mittelfinger ruhen dabei auf der Stirn.
- Verschließe nach vollständiger Einatmung das linke Nasenloch mit dem Ringfinger und atme ruhig und entspannt durch das rechte Nasenloch aus, indem Du den Daumen leicht anhebst.
- Anschließend atmest Du wieder vollständig und gleichmäßig durch das rechte Nasenloch ein und durch das linke aus.
- Wiederhole die Wechselatmung für drei bis fünf Minuten. Schließe dabei die Augen und konzentriere Dich voll und ganz auf den Strom der Atmung, um die größtmögliche Wirkung zu erzielen.

Unterstütze Deine Selbstheilungskräfte

Edel- und Heilsteine für das Anahata Chakra

Das Herzchakra geht mit der Farbe Grün in Resonanz beziehungsweise mit Heilsteinen, denen diese Schwingungsfrequenz innewohnt. Auf der Suche nach der bedingungslosen Liebe sind Heilsteine in dieser Farbe ein wichtiger Wegbegleiter. Sobald Du erste Erfahrungen gemacht hast, welche Steine Dir am besten helfen und sich positiv auf das Herzchakra auswirken, solltest Du regelmäßige von ihrem helfenden und heilenden Wesen Gebrauch machen. Du kannst einen solchen Stein dann während der Mediation aufstellen, womit eine effizientere Energiearbeit möglich ist. Du kannst die Steine aber selbstverständlich auch direkt am Körper tragen oder damit Heilwasser herstellen.

- **Aventurin:** Der Aventurin ist der Stein des Mitgefühls und der Empathie. Er hilft Dir dabei, Deinen Fokus vom Verstand auf Dein Herz zu lenken. Außerdem kann er die Strahlung von elektronischen Geräten, wie Computern, Tablets und Smartphones blockieren.
- **Grüner Beryll:** Der grüne Beryll wirkt entgiftend und hat eine belebende Wirkung auf das Nervensystem. Er ist ein bewährtes Hilfsmittel, wenn es darum geht, Lebenskrisen zu bewältigen und Dich von unnötigem Ballast und Negativität zu befreien.
- **Peridot:** Der Peridot ist ein überaus reinigender und heilsamer Stein. Er hat eine harmonisierende Wirkung auf das Gemüt und reduziert Stress, Ängste und Schuldgefühle.
- **Prehnit:** Der grüne Prehnit gilt als Stein der bedingungslosen Liebe. Er kann dabei helfen, ungesunde Beziehungen, Ärger und Groll loszulassen. Er schenkt Dir neue Hoffnung und bringt die Harmonie zurück in Dein Leben.

Chakra-Heilsteine

Aromen und Düfte für das Anahata Chakra

Durch seine Verbindung zum Element der Luft (Vayu) kann das Herzchakra durch Aromen und Düfte besonders gut stimuliert werden. Ätherische Öle sind daher ein mächtiges Werkzeug, um das vierte Chakra in seiner Funktion zu unterstützen. Vor allem Öle, die ein liebliches Aroma oder einen blumigen Duft versprühen, sind bestens geeignet, da sie ein Gefühl von Geborgenheit, Liebe und Entspannung fördern. Allen voran sind an dieser Stelle reine ätherische Öle wie Jasmin, Rose, Geranie, Melisse, Neroli, Sandelholz oder Mandarine, Bergamotte und Ylang-Ylang zu nennen. Besonders Jasmin hat eine anregende Wirkung auf das Herzchakra, da es blumig riecht und Dir dabei hilft, wieder frei und unbeschwert durchzuatmen. Es hat eine belebende Wirkung auf die Lungenfunktion und verhilft Dir dadurch zu mehr Energie und Unbeschwertheit. Bereits eine kurze Brustmassage mit Jasminöl hat eine wohltuende Wirkung und hilft dabei, Müdigkeit und Erschöpfung zu reduzieren.

Körperlotion für das Anahata Chakra

- 10 ml Trägeröl
- 1 Tropfen Jasminöl
- 1 Tropfen Rosenöl
- 1 Tropfen Melissenöl

Diese Lotion ist geeignet, wenn Du im hektischen Alltag eine kurze Pause zum Durchatmen brauchst. Vermische 10ml eines Trägeröls mit je 1 Tropfen Jasmin-, Rosen- und Melissenöl und trage einige Tropfen direkt auf dem Dekolleté auf. Alternativ kannst Du die gleiche Menge auf ein Taschentuch oder einen Schal geben, um den sanften Duft immer bei Dir zu haben.

Affirmationen und Bestätigungen für das Anahata Chakra

Die Einbindung von Affirmationen in den Alltag, die Yoga-Praxis und Meditationen kann dabei helfen, das Herzchakra zu harmonisieren. Mögliche Affirmationen, die das vierte Chakra gezielt ansprechen, sind:

- »Ich liebe und akzeptiere mich selbst bedingungslos.«
- »Ich vergebe mir für meine Fehler und wachse daran.«
- »Ich vergebe denen, die nicht gut zu mir waren.«
- »Ich erfülle das Verlangen meines Herzens.«
- »Ich entscheide mich bewusst für Freude und Liebe.«
- »Ich lasse die Vergangenheit los und lebe im Hier und Jetzt.«
- »Ich trenne mich von Beziehungen, die mir nicht guttun.«
- »Ich umgebe mich mit Menschen, die mich lieben und schätzen.«

Wie immer kannst Du die Affirmationen auswählen, die am besten zu Dir und Deiner aktuellen Lebenssituation passen beziehungsweise eigene Affirmationen formulieren. Um Dich immer wieder an die jeweilige (Selbst-)Bestätigung zu erinnern, kannst Du Dir kleine Notizen und Botschaften anfertigen, die Du dann am Badezimmerspiegel, dem Computermonitor oder der Haustür hinterlässt.

Ernährung für das Anahata Chakra

Grün ist die Farbe des puren Lebens. Wir assoziieren sie mit Vitalität, Frische und Wachstum. Und genau das spiegelt sich auch in der Ernährung für unsere Chakren deutlich wider. Denn nicht ohne Grund wird grünes Gemüse von Ernährungswissenschaftlern als ein essenzielles Lebensmittel empfohlen, da es unzählige gesundheitsfördernde und lebensnotwendige Inhaltsstoffe wie Vitamine, Nährstoffe und Antioxidantien enthält. Da die dominante Farbe des Anahata Chakras grün ist, hat der Verzehr von natürlich grün gefärbten Lebensmitteln einen besonders positiven Effekt auf den Energiefluss im vierten Chakra und hilft dabei, seine Funktionsfähigkeit aufrechtzuerhalten. Grundsätzlich ist eine gesunde und ausgewogene Ernährung aber zuträglich für den gesamten Körper und alle Chakren. Versuche daher grünes Blattgemüse, wie Spinat, Grünkohl, Brokkoli oder Blumenkohl so oft wie möglich in Deinen Speiseplan zu integrieren. Auch Avocados, Limetten, Kiwi-Früchte, grüne Äpfel oder Weintrauben haben eine wohltuende Wirkung auf das Herzchakra. Neben diesen Lebensmitteln haben sogenannte Superfoods wie Spirulina, Weizengras, Gerstengras oder Matcha-Pulver einen überaus energetisierenden Effekt. Zudem sind grüner Tee sowie Gewürze und Kräuter wie Basilikum, Minze, Koriander, Oregano, Thymian, Schnittlauch und Petersilie an dieser Stelle zu erwähnen.

Das Wichtigste auf einen Blick

Namen	Anahata, 4. Chakra, Herzchakra, Herzzentrum
Lage	Brustmitte im Bereich des Herzens und auf Höhe der Brustwirbelsäule
Entwicklungsalter	22 - 28 Jahre
Lebensthemen	Universelle Liebe, Selbstlosigkeit, Hingabe, Heilung, Empathie, Harmonie
Zuordnung zum Körper	Herz-Kreislaufsystem, Lungen, Blutkreislauf, Immunsystem
Sinnesfunktion	Tastsinn
Drüsen & Hormone	Thymusdrüse: Thymosin
Mögliche Symptome	Herz-Kreislauf-Probleme, Lungenerkrankungen, Atembeschwerden, Egoismus, Verschlossenheit, Hartherzigkeit, Probleme im zwischenmenschlichen Bereich, Lieblosigkeit, Verbitterung, Einsamkeit
Yoga-Asanas	Stehende Rückbeuge, Palme, Haltung des Herzens, Krieger III, Totenhaltung
Edel- & Heilsteine	Aventurin, Grüner Beryll, Peridot, Prehnit
Aromen & Düfte	Jasmin, Rose, Geranie, Melisse, Neroli, Sandelholz, Mandarine, Bergamotte und Ylang-Ylang
Affirmation	»Ich liebe und akzeptiere mich selbst bedingungslos.«
Ernährung	Grünes Blattgemüse wie Spinat, Grünkohl, Brokkoli oder Früchte wie Kiwi, Limette, Avocado

Woche 5:

Das Vishuddha Chakra – das Zentrum der Kommunikation

Das Vishuddha, Kehlkopf- oder Halschakra ist das fünfte Energiezentrum in Deinem Körper. Es ist das erste der drei spirituellen Chakren und somit Teil des oberen Dreiecks (Halschakra, Stirnchakra, Kronenchakra), dem der Zugang zu höheren Bewusstseinsebenen zugesprochen wird. Im Vishuddha Chakra findet der Ausdruck der Seele statt und die Energien Deines höheren Selbst und Deiner Wissenshülle (Vijnanamaya Kosha) werden dort verarbeitet. Aus dem Sanskrit übersetzt bedeutet *Vishuddha* so viel wie *Reinheit*, *Klarheit* und *Ehrlichkeit*. Als Zentrum der menschlichen Ausdruckskraft steht es für unser Wort- und Wahrheitsbewusstsein sowie für die Fähigkeit der Kommunikation und Interpretation. Es verleiht Deiner Persönlichkeit, Deinen Vorlieben, Überzeugungen und Werten im wahrsten Sinne des Wortes eine *Stimme*. Allen voran finden die Gefühle des darunterliegenden Anahata und der anderen Chakren hier ihren Ausdruck. Da es als das Bindeglied zwischen dem Herzchakra und dem darüber liegenden Stirnchakra gilt, wird das Vishuddha Chakra oft auch als Brücke zwischen dem Fühlen und Denken bezeichnet.

Das kraftvolle Energiezentrum wird in traditionellen Abbildungen oft durch ein Himmelblau dargestellt, das sinnbildlich für das Wissen und die unschuldige Reinheit steht und zugleich eine beruhigende und heilsame Wirkung hat. Das Symbol des fünften Chakras ist der Lotus mit sechzehn Blütenblättern, der ein nach unten gerichtetes Dreieck mit einem Kreis enthält. Während das umgedrehte Dreieck ein Symbol für spirituelles Wachstum darstellt, repräsentiert der Kreis in diesem Kontext das Element des Äthers. Den Äther selbst kannst Du Dir als den alles umgebenden Raum vorstellen, der durch den Klang der Stimme in Schwingung versetzt wird.

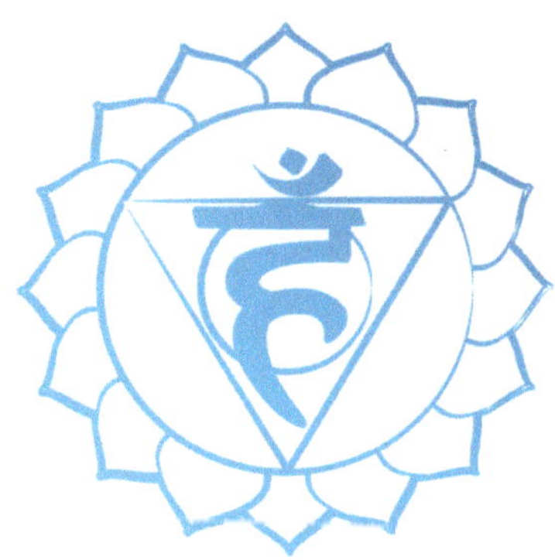

Wo befindet sich das Vishuddha Chakra?

Das fünfte Chakra liegt im Bereich des Kehlkopfes beziehungsweise auf Höhe der Halswirbelsäule. Sein Wirkungsbereich erstreckt sich dementsprechend vom Kehlkopf- und Rachenbereich, über Mund und Nase bis hin zu den Ohren, sodass nicht nur der Klang Deiner Stimme, sondern ebenfalls Dein Gehör von seinen Energien beeinflusst wird.

Wenn wir über das fünfte Chakra sprechen, nimmt unsere Stimme eine besondere Rolle ein, da sie als das zentrale Werkzeug des Halschakras gilt. Über sie können wir nicht nur Informationen austauschen, sondern auch unsere Gefühle und Empfindungen zum Ausdruck bringen. Analog dazu verschafft uns der Gehörsinn einen Zugang zur Welt des Klangs. Die *Magie der Musik* kann unsere Gefühlswelt im Bruchteil von Sekunden verändern. Sie erzeugt Gänsehaut, löst Glücksgefühle aus oder treibt uns Tränen in die Augen. Musik kann Balsam für die Seele sein und ist eine universelle Sprache, die jeder Mensch versteht. Beim Wechselspiel zwischen den verschiedenen Klängen und Deinen Emotionen strömt die Energie direkt durch Dein Halschakra. Durch seine Position im Rachenbereich hat das fünfte Chakra außerdem einen großen Einfluss auf die Funktion der Schilddrüse. Denn als größtes hormonproduzierendes Organ ist die Schilddrüse unter anderem dafür verantwortlich, wie effizient wir Energie (Kalorien) verbrennen und wie effektiv unser Stoffwechsel in seiner Gesamtheit funktioniert. Damit nimmt das walnussgroße Organ einen großen Einfluss auf beinahe alle überlebenswichtigen Bereiche und Funktionen des Körpers, wie zum Beispiel unser Herz-Kreislaufsystem, den Magen-Darm-Trakt, Muskeln oder Nervenzellen und dementsprechend auf unser körperliches und seelisches Wohlbefinden.

Was sind die zentralen Lebensthemen des Vishuddha Chakra?

Das Vishuddha Chakra ermöglicht Dir eine ehrliche und authentische Kommunikation mit Deinen Mitmenschen. Es transformiert Erfahrungen jeglicher Art zum Thema Selbstausdruck und Selbstoffenbarung. Sei es die Redegewandtheit, der sprachliche Ausdruck oder die schriftliche Kreativität. Es ist verantwortlich für Deine Fähigkeit zur Verständigung und kann dementsprechend als Dein energetisches Kommunikationszentrum betrachtet werden. Weitere zentrale Themen des Halschakras sind:

- Selbstausdruck und Selbstoffenbarung,
- Zugang zum höheren Selbst,
- Integrität und Ehrlichkeit,
- Konzentrations- und Lernfähigkeit,
- Inspiration und Musikalität,
- Authentizität und Wahrheit,
- Selbstbewusstsein und Selbstvertrauen.

Wann und wie entsteht ein Ungleichgewicht im Vishuddha Chakra?

Die Spanne zwischen dem 28. und 35. Lebensjahr ist die Resonanz-Zeit, die die Entwicklung des Halschakras markiert. Eine wichtige Voraussetzung dafür ist, dass wir uns in den vorherigen Lebensabschnitten mit den zentralen Themen von Muladhara bis Anahata auseinandergesetzt und dadurch zu uns selbst gefunden haben. Die ist der Fall, wenn wir unser Urvertrauen und unsere persönlichen Bedürfnisse sowie unser Selbstverständnis und unsere Fähigkeit zu lieben entdeckt und entfaltet haben. Wenn all das erfolgreich geschehen ist, beginnen wir nun damit, unsere *eigene Stimme* zu finden. Das bedeutet im Grunde nichts anderes, als das wir uns der *eigenen Wahrheit* und unserem Recht sie zu auszusprechen, bewusst werden. Diese Erkenntnis geht mit der Fähigkeit einher, die eigene Haltung klar und deutlich zu zeigen und unsere persönliche Meinung entschieden zu vertreten. Dabei ist es überaus wichtig, den eigenen Überzeugungen treu zu bleiben, auch wenn diese manchmal unbequem und unbeliebt sind und nicht der Norm entsprechen. Wir übernehmen in dieser Phase dementsprechend die Verantwortung für die eigenen Bedürfnisse und wissen ganz genau, wo wir hingehören. Außerdem ist es für diesen Abschnitt typisch, sich Gruppen anzuschließen, deren Anliegen wir unterstützen wollen.

Wenn wir uns all dem verschließen und unseren Gefühlen und Überzeugungen den Ausdruck verweigern, kann das negative Konsequenzen für das fünfte Chakra haben. Vielleicht kommt Dir diese Tatsache bekannt vor und erinnert

Dich an das Sakral- beziehungsweise Sexualchakra. Das liegt daran, dass das Vishuddha und Swadhisthana Chakra in einer besonderen Verbindung zueinanderstehen und eng zusammenarbeiten. Denn während das zweite Chakra für die Entstehung Deiner Bedürfnisse verantwortlich ist, verleiht das fünfte Chakra diesen Attributen ihren Ausdruck. Unterdrückst Du Dein *wahres Ich,* hat das folglich einen schädlichen Einfluss auf die Balance von mehreren Chakren.

Welche physischen und psychischen Auswirkungen hat ein gestörtes Vishuddha Chakra?

Ein geöffnetes und ausbalanciertes Halschakra äußert sich durch die Fähigkeit eines freien und ungezwungenen Selbstausdrucks. Es ermöglicht Dir eine angenehme Kommunikation mit Deinem Gegenüber und gibt Dir die Fähigkeit, diesem aufmerksam zuzuhören und Dich in seine Lage zu versetzen. Gleichzeitig fällt es Dir leicht, Deine Meinung unabhängig von anderen zu kommunizieren. Du stehst in einer optimalen Verbindung zu Dir selbst und kannst Deine Gefühle, Gedanken und Emotionen sowie Dein Verhalten besser verstehen und wenn nötig, kritisch hinterfragen. Solch eine objektive Selbstreflexion fällt vielen Menschen heutzutage sehr schwer, was wiederum zeigt, wie viele Menschen mit einem blockierten Halschakra leben. Auch die Akzeptanz Deiner Schwächen bereitet Dir keinerlei Probleme. Höchstwahrscheinlich bist Du gleichermaßen wortgewandt und ein guter Zuhörer, da Du einen starken Zugang zu Deinem höheren Selbst und zu Deiner Intuition besitzt. Deine Mitmenschen sprechen gerne mit Dir und empfinden Dich als einen empathischen und angenehmen Gesprächspartner. Du bist überaus kommunikativ und scheust nicht vor Kritik oder Streitgesprächen zurück, da Du Deinen inneren Wert genau kennst. Deine Wünsche und Hoffnungen kannst Du klar formulieren. Darüber hinaus bist Du intuitiv, vertraust Deiner inneren Führung und bist eins mit Dir selbst.

Im Falle einer energetischen Dysbalance, lässt Du Deine Sprache von Angst blockieren und regieren. Buchstäblich verschnürt es Dir die Kehle und es verschlägt Dir die Sprache, sobald es zu einer Konfrontation mit Deinen Mitmenschen kommt. Es fällt Dir zunehmend schwer, über Deine Gefühle und Gedanken zu sprechen. Diskussionen oder Streitgespräche überfordern Dich und lösen Fluchtgedanken in Dir aus. Sprachstörungen, Schüchternheit, starke

Zurückhaltung und ein mangelndes Ausdrucksvermögen können die Folge einer Unterfunktion des fünften Chakras sein. Analog dazu, fühlst Dich im Falle einer Überfunktion wertlos und hast das Bedürfnis, Dich besser darzustellen, als es der Realität entspricht. Das führt letztlich dazu, unehrliche Gespräche zu führen, die Dinge übermäßig zu beschönigen oder gar zu lügen. Folglich betrachten Deine Mitmenschen Dich als unauthentisch und unzuverlässig. Auf der energetischen Ebene führt ein gestörtes Vishuddha Chakra dazu, dass die Verbindung zu Deinem höheren Selbst und Deiner inneren Führung abbricht, sodass Dein Ego die Überhand gewinnt und Deine Denk- und Verhaltensweisen beeinflusst. Weitere Anzeichen für ein gestörtes Vishuddha Chakra sind:

- Passivität, starke Zurückhaltung und übermäßige Ängstlichkeit,
- Unwohlsein und Ablehnung der eigenen Identität,
- Selbstzweifel und Verunsicherung,
- Unterdrückung von Gefühlen, Gedanken und Emotionen,
- Hemmungen beim Ausdruck der eigenen Meinung, Wünsche und Bedürfnisse,
- mangelndes Einfühlungsvermögen gegenüber anderen Menschen,
- Abbruch der Verbindung zum höheren Selbst,
- Verlust der inneren Führung,
- Selbstbestrafung durch das Ego.

Neben diesen mentalen und psychologischen Anzeichen kann eine energetische Dysbalance sich ebenfalls körperlich in den folgenden Symptomen sichtbar machen:

- Wiederkehrende Entzündungen von Nebenhöhlen und Rachenraum,
- Über- oder Unterfunktion der Schilddrüse und Nebenschilddrüse,
- nächtliches Zähne- und Kieferknirschen,
- verspannte Nacken- und Schulterregionen,

- Schmerzen auf der Rückseite von Armen und Händen,
- Schmerzen in der Halswirbelsäule,
- Osteoporose infolge eines gestörten Kalziumhaushaltes,
- Stimmprobleme und Heiserkeit,
- Sprachstörungen wie Nuscheln, Stottern, Poltern oder extrem leises Sprechen.

Lebensfragen für das Vishuddha Chakra

Eins gestörten Halschakras spiegelt sich auch im Alltagsleben wider. Dazu kannst Du Dir selbst die folgenden Fragen stellen, um Aufschluss über den Zustand des fünften Chakras zu erlangen:

- Bist Du extrem unkommunikativ?
- Interessierst Du Dich wirklich für das, was Deine Mitmenschen Dir erzählen?
- Hast Du überhaupt die Absicht, sie zu verstehen oder ist es Dir im Grunde egal?
- Manipulierst Du Deine Mitmenschen mit Worten?
- Bist Du generell ein guter oder eher ein schlechter Zuhörer?
- Kannst Du Deine Überzeugungen ohne Angst vor Zurückweisung ausdrücken?
- Bist Du ein ehrlicher und aufrichtiger Mensch?
- Stehst Du zu Dir und Deinen Fehlern?
- Hast Du Probleme damit, Dich und Deine Taten zu reflektieren?
- Benutzt Du gerne mal eine (Not-)Lüge oder übertreibst es in Deinen Erzählungen?
- Kannst Du Dich überzeugend und unmissverständlich ausdrücken?
- Kannst Du Deine Ängste und Zweifel klar und eindeutig in Worte fassen?

Mit Hilfe dieser Lebensfragen kannst Du Dir ein erstes Bild über den Zustand des Halschakras machen. Falls Du das Gefühl hast, dass ein Ungleichgewicht in diesem Bereich existiert, dann werden Dir die folgenden Seiten dabei helfen, aktiv an dem Vishuddha Chakra zu arbeiten.

Die Arbeit mit Deinem Vishuddha Chakra

Die Bedeutung des fünften Chakras als Sitz der Wahrheit in Deinem Leben und als Dreh- und Angelpunkt für jegliche Kommunikation sollte Dir nun bewusst sein. Bei der Arbeit mit dem Vishuddha Chakra geht es vor allem darum, die Tugenden Wahrheit, Klarheit und Ehrlichkeit noch stärker in Deinem Leben zu etablieren. Das bedeutet nicht nur, die *eigene Stimme* und die *eigene Wahrheit* zu erkennen, sondern auch, diese mit der Welt zu teilen. Sich seinen Mitmenschen ganz und gar zu offenbaren und sein *wahres Ich* zum Ausdruck zu bringen, kann mitunter ziemlich herausfordernd und manchmal sogar beängstigend sein. Vor allem im zwischenmenschlichen Bereich und angesichts großer Herausforderungen in unserem Leben flüchten wir uns dann oftmals in Ausreden und Rechtfertigungen. Darüber hinaus ist die Wahrnehmung der eigenen Stimme vor allem immer dann von großer Bedeutung, wenn wir nicht das bekommen, was wir wollen. In solchen Situationen ist es relativ leicht davon auszugehen, dass andere Menschen uns ungerecht behandelt oder im Stich gelassen haben. Solch einer vorschnellen und oftmals falschen Annahme fallen wir immer dann zum Opfer, wenn wir die Dinge und unser eigenes Handeln nicht ausreichend reflektieren. Anstatt die Schuld für die vermeintliche Ungerechtigkeit zuallererst bei unseren Mitmenschen zu suchen, sollten wir also zunächst ganz genau überlegen, ob wir das, was wir wollen, auch tatsächlich klar und eindeutig kommuniziert haben. So eine Selbstreflexion des eigenen Denkens und Handelns trägt nicht nur zu einer besseren Selbstwahrnehmung bei, sondern hilft uns gleichzeitig, althergebrachte Glaubenssätze zu hinterfragen. Der Begriff der Glaubenssätze ist nun schon einige Male gefallen. Worum es sich hierbei genau handelt und wie sie mit der Entwicklung des fünften Chakras zusammenhängen, erfährst Du auf den folgenden Seiten.

Bei Glaubenssätzen handelt es sich um fest verwurzelte Überzeugungen, Erwartungen und Annahmen über uns selbst und die Welt, in der wir leben. Sie helfen uns dabei die Geschehnisse in unserem Leben in einen Kontext einzuordnen und sind fest verknüpft mit unseren persönlichen Wertvorstellungen und Normen. Oftmals fungieren sie als Leitlinien, mit denen wir unsere Entscheidungen rechtfertigen und nach denen wir unser Verhalten und Handeln ausrichten. Die Summe unserer Glaubenssätze bestimmt damit die Art und

Weise, wie wir die Welt sehen und mit ihr umgehen. Sie prägt unser Selbstverständnis und unsere zwischenmenschlichen Beziehungen genauso wie unsere Erwartungen an das Leben und den Umgang mit Problemen. Dadurch haben Glaubenssätze einen großen Einfluss auf den Verlauf und die Entwicklung unseres Lebenswegs. Wenn also die zuvor erwähnten negativen und limitierenden Glaubenssätze vorherrschen, kannst Du Dir das in etwa so vorstellen, als würdest Du mit angezogener Handbremse durch das Leben gehen, da Du Dich selbst blockierst.

Dabei kann es sich um verallgemeinernde Aussagen, wie *Ich habe immer Pech* oder *Das Leben meint es nie gut mit mir* handeln, die Deinen Fokus unweigerlich auf das Negative lenken und Dich darin bestätigen. Dies sind auf den ersten Blick vermeintlich unbedeutende Sätze, die schnell dahingesagt werden, aber einen großen Einfluss auf unser Denken und Handeln ausüben können. Einen guten Ansatz für die Arbeit mit dem fünften Chakra bildet daher eine möglichst objektive und kritische Selbstreflexion, indem Du Dich der Untersuchung Deiner Glaubenssätze widmest. Nimm Dir also wieder etwas Zeit für Dich selbst und prüfe, wo Du nicht ehrlich zu Dir bist und Dich in Ausreden flüchtest, Dich klein redest oder die eigenen Schwächen und Unzulänglichkeiten vertuscht. Weitere Beispiele für limitierende Glaubenssätze, die Du eventuell so oder in einer abgewandelten Form von Dir selbst kennst sowie ihren Effekt auf Dein Denken, findest Du in der folgenden Übersicht:

Glaubenssatz	Effekt
»Dafür habe ich keine Zeit.«	Vermeidung, Prokrastination, keine Ziele setzen, Antriebslosigkeit
»Das ist zu gut, um wahr zu sein.«	Misstrauen, Skepsis
»Ich könnte scheitern.«	Versagensängste, Selbstzweifel
»Ich habe das nicht verdient.«	Minderwertigkeitsgefühle, Rückzug
»Dafür habe ich nicht genug Erfahrung.«	Selbstzweifel, Vermeidung
»Das ertrage ich nicht.«	Angst, Rückzug, Vermeidung
»Dafür bin ich noch zu jung!« oder »Dafür bin ich schon zu alt.«	Selbstbeschränkung, Selbstsabotage, Minderwertigkeitsgefühle
»Ich darf keine Fehler machen.«	Leistungsdruck, unrealistische Erwartungshaltung, Perfektionismus
»Das schaffe ich nie!«	Selbstsabotage, Resignation, Frustration, Motivationslosigkeit
»Das war noch nie meine Stärke.«	Selbstbeschränkung und Frustration
»Die anderen haben es viel leichter.«	Neid, Eifersucht, Selbstabwertung

All das sind Gedankenkonstrukte, die Dein Ego Dich glauben lässt und die dazu führen, dass Du Deine Möglichkeiten kleinredest, Dich selbst infrage stellst und Deine Wahrnehmung immer stärker auf das Negative fokussierst. Wenn Du Dein Verhalten und Deine Gefühle aufmerksam und bewusst beobachtest, werden Dir mit Sicherheit schon bald solche limitierenden Glaubenssätze und die daraus resultierenden Verhaltensweisen bei Dir selbst und Deinen Mitmenschen auffallen. Allein der Umstand, sich diesen Überzeugungen bewusst zu werden, ist außerordentlich wertvoll und kann einen großen Einfluss darauf haben, wie Du den Herausforderungen des Alltags zukünftig begegnest. Erst wenn Du diese negativen Glaubenssätze entlarvt hast, kannst Du sie im nächsten

Schritt bewusst ablehnen und durch neue beziehungsweise positive Überzeugungen ersetzen. Ähnlich wie Affirmationen und Selbstbestätigungen können diese lebensbejahenden Leitsätze mehr Glück und Zufriedenheit in Dein Leben bringen. Einige Beispiel dafür sind:

- »Ich verdiene es, glücklich und erfolgreich zu sein.«
- »Ich bin meines Glückes Schmied.«
- »Ich habe die Kraft, die Dinge in meinem Leben zu verändern.«
- »Ich bin genau da, wo ich sein sollte.«
- »Ich bin stolz auf die Person, die ich bin.«
- »Ich habe alles, um die beste Version meiner selbst zu sein.«
- »Ich habe alles, was ich brauche, um neu anzufangen.«
- »Ich bin überzeugt von mir und meinen Stärken.«

Ersetze so Stück für Stück negative Glaubenssätze durch neue und stärkende Überzeugungen. Das ist allerdings nichts, was von heute auf morgen geschieht, sondern ein Prozess, in dem Du immer besser wirst. Er wird Dir dabei helfen, bei der exakt gleichen Situation und gleichbleibenden Rahmenbedingungen eine neue und positive Sichtweise zu erlangen und somit nicht nur Klarheit, sondern auch Wahrheit in Dein Leben zu bringen. Um diesen Prozess zu unterstützen, gibt es mehrere Möglichkeiten und Hilfsmittel, die Du im Folgenden genauer kennenlernst. Lass uns diesmal mit der entspannenden Variante beginnen, also mit der Meditation. Denn dadurch gelingt es Dir, Dein Ego *schlafen zu legen*, damit Du wieder mit Deinem höheren Selbst in Verbindung treten kannst. Das wird Dir dabei helfen, die zuvor erwähnte Klarheit und Wahrheit in Dein Leben zu bringen. Wichtig ist, dass Du Dich voll und ganz auf die Meditation einlässt und völlig *loslässt*, damit sie ihre volle Wirkung entfalten kann. Wenn Dir das am Anfang noch Probleme bereitet, ist das nicht weiter dramatisch. Probiere es immer und immer wieder, denn Übung macht bekanntlich den Meister. Auf den folgenden Seiten findest Du zwei einfache und kurze Meditationen, die sich sowohl für Anfänger als auch für Fortgeschrittene bestens eignen. Die Länge der

Meditation ist also ganz Dir überlassen. Aber denke daran, schon im Zen-Buddhismus heißt es:

*»Du solltest jeden Tag 20 Minuten meditieren,
außer Du bist zu beschäftigt, dann solltest
Du eine Stunde lang meditieren.«*

Die Vishuddha-Meditation

Die folgende Meditation stärkt Deine Intuition und schafft eine Balance zwischen Reden und Schweigen, was Dich gleichermaßen zu einem guten Zuhörer und Gesprächspartner macht. Die erste Meditation arbeitet mit Lichtenergie, dauert etwa 20 Minuten und kann zu jeder Tageszeit durchgeführt werden:

Schritt für Schritt:

- Schließe zunächst Deine Augen und atme tief und gleichmäßig ein und wieder aus. Konzentriere Dich auf Deinen Herzschlag und spüre, wie er sich verlangsamt.
- Richte Deine Konzentration nun auf die Stelle, an der sich das Vishuddha Chakra befindet.
- Visualisiere einen Kreis aus blauem Licht, der zunächst nicht größer als ein kleiner Punkt ist und sich dann immer weiter um das fünfte Energiezentrum ausbreitet.
- Das blaue Schimmern durchdringt zuerst den Hals und Mundbereich und breitet sich von hier immer weiter aus, bis es schließlich bis hin zu Deiner Brust und Stirn reicht.
- Verbleibe in der Visualisierung für 10 bis 20 Minuten. Genieße und fühle, wie die Schwingungen das Vishuddha Chakra aktiveren und heilen.

Eine kürzere Variante der Meditation, die Dein Vishuddha Chakra öffnet und mit der Energie der Erde arbeitet, findest Du im Folgenden. Du kannst sie ebenfalls zu jeder Tageszeit durchführen und ihre Dauer beträgt nur zwischen 5 und 10 Minuten. An dieser Stelle ist nochmal darauf hinzuweisen, dass die Dauer einer Meditation grundsätzlich nichts über die Wirksamkeit oder Intensität aussagt, solange Du sie richtig durchführst.

Schritt für Schritt:

- Positioniere Dich in einer geraden, aufrechten Haltung im Schneider- oder Lotussitz an einem ruhigen und angenehmen Ort. Die Handflächen ruhen auf den Knien.
- Schließe die Augen und atme dreimal tief ein und wieder aus.
- Visualisiere, wie lange, dicke und starke Wurzeln aus Deinen Füßen und Beinen sprießen, langsam wachsen und Dich mit der Erde verbinden. Spüre, wie Du eine starke und unerschütterliche Verbindung mit dem Element der Erde aufbaust. Wie ein uralter und kräftiger Baum kann Dich nun niemand mehr von diesem Ort wegbewegen. Mach Dir dieses Gefühl so bewusst wie möglich und genieße es für einige Momente.
- Atme tief in Dein Halschakra und spüre, wie es sanft in Schwingung versetzt wird.
- Visualisiere, wie Du beim Einatmen aus der Erde weißes, reines Licht aufsaugst. Das Licht strömt in Dein Wurzelchakra und arbeitet sich von hier aus Chakra für Chakra bis zu Deinem Vishuddha Chakra hoch. Das weiße Licht nimmt bei jedem Chakra, das es durchströmt, die jeweilige Chakra-Farbe an. Wenn es Dein Halschakra erreicht hat, wandelt es sich in ein strahlendes Himmelblau.
- Atme nun wieder aus und lasse das Licht wieder über alle Chakren zur Erde und ins Universum zurückkehren.
- Wiederhole diesen Vorgang einige Male, bis das Licht zu Deinem Halschakra vordringt. Spüre, wie sich eine große Lichtkugel aus blauem Licht in Deinem Halschakra immer weiter ausdehnt.

- Fühle, wie sich Dein Halschakra zu drehen beginnt und jedes Mal größer wird. Beende die Visualisierung, wenn Du denkst, dass das Maximum an Ausdehnung für den aktuellen Moment erreicht ist.
- Lege die Hände vor der Brust in der Gebetshaltung zusammen und bedanke Dich beim Universum für diesen Moment.

Asanas für das Vishuddha Chakra

Es gibt eine Auswahl an Übungen, die besonders effektiv auf das Halschakra wirken. Sie konzentrieren sich vor allem auf die Halswirbelsäule sowie den Schulter-, Hals- und Nackenbereich.

Shalabhasana – die Heuschrecke

Die Heuschrecke reguliert die Darm-Funktion, da sie Druck auf den Bauch ausübt und die Leber, Nieren und Bauchspeicheldrüse massiert. Außerdem wird die Rücken-, Nacken- und Gesäßmuskulatur gestärkt.

Schritt für Schritt:

- Ausgangsposition ist die Bauchlage mit ausgestreckten und aneinander liegenden Armen und Beinen.
- Der Kopf liegt entspannt auf dem Boden und in Verlängerung der Wirbelsäule. Achte darauf, den Hals nicht abzuknicken.
- Mit der nächsten Einatmung drückst Du das Schambein vorsichtig in den Boden, ziehst die Schulterblätter zusammen und spannst das Gesäß an, sodass die Arme und Beine sowie der Kopf sich vom Boden abheben.
- Spüre, wie die gesamte Rückseite des Körpers unter Spannung steht. Versuche trotz Anstrengung den Atem ruhig fließen und das Gesicht entspannt zu lassen.

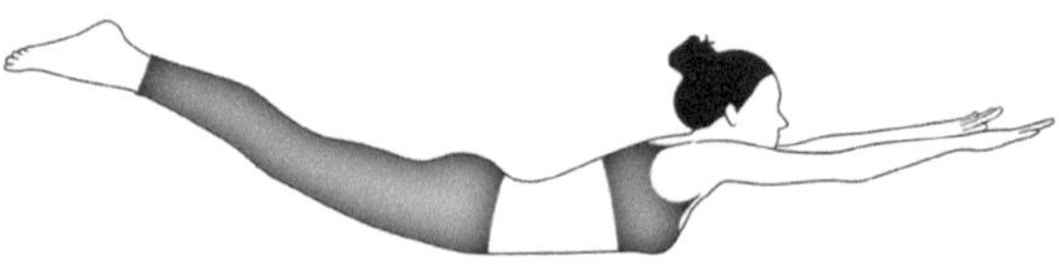

Vrksasana – der Baum im Wind

Der Baum im Wind ist eine einfache Gleichgewichtsübung, die harmonisierend und stabilisierend zugleich wirkt. Sie aktiviert sowohl die Muskulatur im Schulter- und Halsbereich als auch die seitlichen Bauchmuskeln, was den Energiefluss in weiten Teilen des Körpers anregt. Achte darauf, den Kopf nicht zwischen den Schultern einzuklemmen, damit die Energie im Halschakra möglichst ungehindert fließen kann.

Schritt für Schritt:

- Die Übung beginnt in der Berghaltung (Tadasana). Die Füße stehen hüftbreit voneinander entfernt und die Knie sind leicht gebeugt.
- Mit der nächsten Einatmung streckst Du beide Arme gerade über den Kopf, sodass sich die Hände berühren.
- Beuge Dich langsam und kontrolliert zu einer Seite, ohne den Oberkörper oder Kopf einzudrehen.
- Die Hüfte wird dabei automatisch in die entgegengesetzte Richtung gedrückt, sodass zusätzlich eine Dehnung in der seitlichen Bauchmuskulatur entsteht.
- Bleibe für fünf bis sechs Atemzüge in dieser Position, bevor Du anschließend die Seite wechselst. Wiederhole den Baum im Wind zwei- bis dreimal pro Seite.

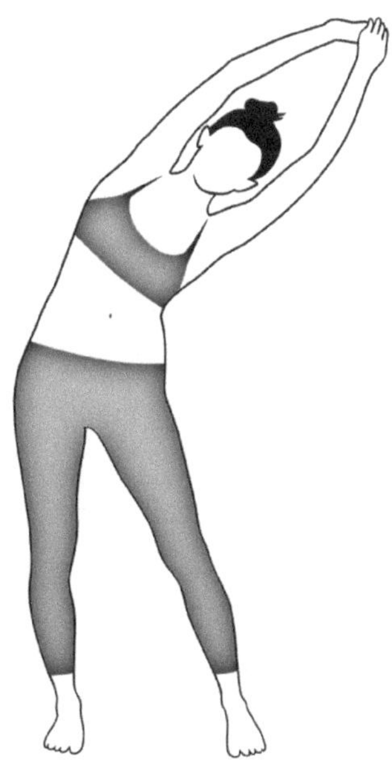

Ustrasana – das Kamel

Das Kamel stärkt die gesamte Kernmuskulatur und verbessert dadurch die Körperhaltung und wirkt gleichzeitig den Auswirkungen von langem Sitzen entgegen. Es öffnet nicht nur den Brustkorb, sondern dehnt gleichzeitig den Bauch, die Schultern sowie die Oberschenkel und den Hüftbeuger. Dadurch lindert es Schmerzen im unteren Rücken, während es gleichzeitig hilft, das Selbstvertrauen zu steigern.

Schritt für Schritt

- Die Übung beginnt im Kniestand. Halte das Gesäß fest angespannt und schiebe das Becken leicht nach vorne.
- Führe die Arme hinter den Rücken, um Dich zunächst auf dem Gesäß oder der Rückseite der Oberschenkel abzustützen.
- Mit der nächsten Einatmung lehnst Du Dich in eine Rückbeuge und wanderst mit den Händen an der Rückseite der Oberschenkel hinab. Spüre, wie sich die Spannung im Bauch aufbaut und wie sich der Brustkorb öffnet.
- Mit der nächsten Ausatmung ziehst Du die Schulterblätter vorsichtig zusammen, um die Brust noch weiter zu öffnen.
- Neige den Oberkörper nach hinten, bis die Hände die Fersen erreichen. Lege den Kopf in den Nacken und verweile für einige Atemzüge in dieser Position.

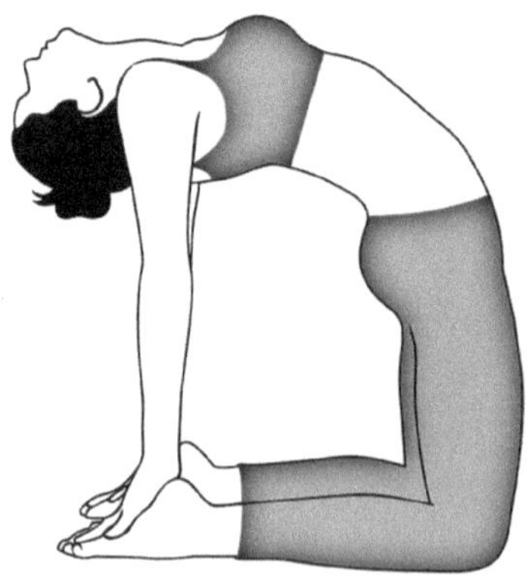

Dhanurasana – der Bogen

Dhanurasana ist eine Rückbeuge, die die Elastizität der Wirbelsäule fördert, den Brustkorb und die Schultern öffnet und die Vorderseite des Körpers dehnt. Sie massiert die inneren Organe und fördert die Durchblutung.

Schritt für Schritt

- Begib Dich zunächst in die Bauchlage. Die Arme liegen neben dem Körper und die Beine befinden sich parallel zueinander. Die Stirn liegt flach auf dem Boden.
- Mit der Einatmung beugst Du beide Knie, hebst Kopf und Oberkörper an und greifst mit den Händen nach hinten, um die Knöchel zu umfassen.
- Mit der Ausatmung baust Du langsam und kontrolliert Spannung auf, sodass sich Dein Rücken wie ein Bogen wölbt und sich Oberkörper und Oberschenkel vom Boden abheben. Der Blick wandert langsam nach vorne.
- Wenn Du Dich sicher genug fühlst, kannst Du mit der Ein- und Ausatmung in eine sanfte Schaukelbewegung kommen und den Bogen für bis zu 60 Sekunden halten.
- Kehre anschließend in eine neutrale Position zurück. Alternativ kannst Du aus der Rückbeuge auch in eine sanfte Rückenstreckung kommen. Hierfür bietet sich die Katze (Majariasana) an.

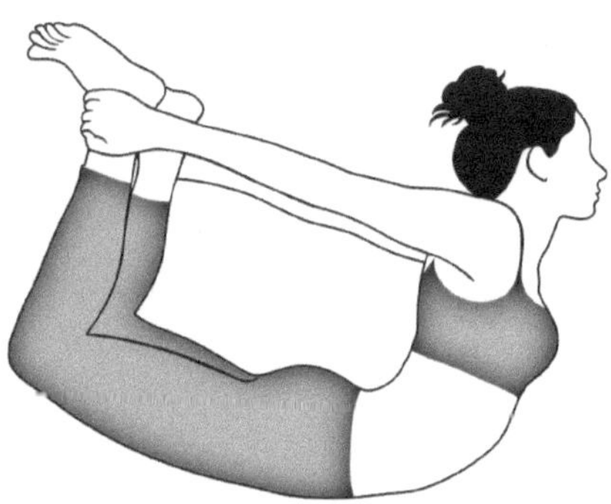

Sarvangasana – der Schulterstand

Der Schulterstand ist eine überaus anspruchsvolle Körperhaltung für Fortgeschrittene. Er normalisiert die Funktion der Schilddrüse und hilft gegen Magenverstimmungen und Krampfadern. Außerdem hält er die Wirbelsäule flexibel, trainiert die Bauchmuskulatur und löst Nackenverspannungen.

Schritt für Schritt:

- Ausgangsposition ist die Rückenlage mit aneinander liegenden Beinen. Mit der nächsten Einatmung streckst Du die Beine so weit wie möglich nach oben, während die Hände den Rücken stützen.
- Deine Finger sind geschlossen und zeigen nach oben. Wenn möglich, berühren sich die Handkanten leicht. Die Füße und Waden sind locker und entspannt. In dieser Position solltest Du den Kopf nicht drehen und die Nackenmuskulatur nicht forcieren.
- Versuch nun, die Beine so weit wie möglich zu strecken, damit Schultern, Hüfte und Füße eine gerade Linie bilden.
- Zur Auflösung der Position die Knie zur Stirn sinken lassen und die Arme auf dem Boden ablegen und mit Hilfe der Bauchmuskulatur Stück für Stück abrollen.
- Für den Anfang kannst Du den Schulterstand am besten der Wand üben.

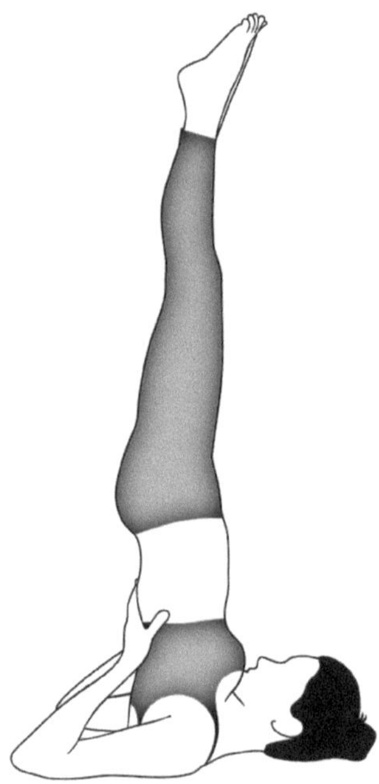

Halschakra-Asanas

Unterstütze Deine Selbstheilungskräfte

Edel- und Heilsteine für das Vishuddha Chakra

Bekannt für ihre besondere Wirkung auf das Halschakra sind die folgenden blauen Edel- und Heilsteine. Zur Beseitigung von energetischen Irritationen kannst Du sie direkt auflegen, damit sie ihre heilsamen Schwingungen auf das fünfte Chakra und auf den gesamten Körper übertragen. Du kannst sie außerdem während der zuvor beschriebenen Meditationen verwenden, um ihren Effekt dadurch zu intensivieren.

- **Blauer Beryll:** Der blaue Beryll soll Angstzustände lindern und die Entspannung fördern. Er schirmt Dich vor Ablenkungen und unnötige Reizen ab, damit Dein Geist sich wieder frei und ungestört entfalten kann.
- **Kyanit:** Der Kyanit öffnet das Halschakra und fördert die Fähigkeit, mit Wort und Schrift zu beeindrucken. Er stärkt die Kommunikation und den Selbstausdruck und ist somit vor allem für Reden vor großem Publikum geeignet.
- **Aquamarin:** Der Aquamarin bringt verborgene Emotionen zum Vorschein und fördert die geistige Klarheit. Wenn Du dazu neigst, die Dinge oft zu überdenken, dann ist der hellblaue bis grünblaue Kristall der richtige für Dich.
- **Howlith:** Der Howlith kann dabei helfen, Stress, Ängste und Spannungen zu reduzieren. Seine sanften Schwingungen wirken beruhigend und regen den Energiefluss an.

Verwende diese Heilsteine so, wie es sich für Dich am besten anfühlt. Du musst sie nicht zwangsläufig auf das Vishuddha Chakra auflegen, sondern kannst sie einfach als Handschmeichler verwenden, als Schmuck am Körper tragen oder sie unter Dein Kopfkissen legen und darauf schlafen. Am besten wählst Du den für Dich passenden Heilstein und die jeweilige Verwendung ganz intuitiv aus, indem Du seine energetische Schwingung spürst und auf Deine *innere Stimme* hörst.

Chakra-Heilsteine

Aromen und Düfte für das Vishuddha Chakra

Da das Vishuddha Chakra auf der anatomischen Ebene mit der Nase, der Mundhöhle, dem Rachen und dem Stimmapparat sowie den oberen und unteren Atemwegen verbunden ist, wirken ätherische Öle und angenehme Düfte optimal auf sein Wohlbefinden. Aromen wie Pfefferminze, Teebaum, Salbei, Holunder, Bergamotte, Eukalyptus, Lorbeer, Benzoe und Basilikum fördern ein Gefühl von Ruhe und Gelassenheit und ermöglichen es Dir, die *eigene Wahrheit* auszusprechen. Durch tiefes Einatmen stimulieren sie Dein Halschakra und bringen seine Energien wieder zum Schwingen. Vor allem in Kombination mit einer Meditation oder entspannungsfördernden Übungen wie Shavasana (Totenhaltung) oder Balasana (Stellung des Kindes) können die Aromen ihre volle Wirkung bestens entfalten.

Um den feinen Duft und seine Wirkstoffe im gesamten Raum zu verteilen, eignen sich Duftlampen und Diffuser. Diese erwärmen die ätherischen Öle und sorgen dafür, dass ein heilsames Raumklima entsteht. Falls Du weder einen Diffuser noch eine Duftlampe besitzt, kannst Du den feinen Duft auch mit einer Sprühflasche im Raum verteilen. Eine anregende Mischung für das fünfte Chakra sieht wie folgt aus:

Raumduft für das Vishuddha Chakra:

- 3 Tropfen Teebaumöl
- 2 Tropfen Eukalyptusöl
- 1 Tropfen Zitronenöl

Mische 3 Tropfen Teebaumöl, 2 Tropfen Eukalyptusöl und 1 Tropfen Zitronenöl mit der vorgegebenen Menge Wasser und gib das Ganze in eine Duftlampe oder einen Diffuser. Grundsätzlich kannst Du mit solchen Düften gerne ein wenig experimentieren und Dich für das Aroma entscheiden, das für Dich persönlich am besten riecht.

Affirmationen und Bestätigungen für das Vishuddha Chakra

Affirmationen können extrem hilfreich dabei sein, die zuvor erwähnten negativen Glaubessätze zu entkräften und neu zu definieren. Achte darauf, dass Affirmationen stets positiv formuliert sein müssen und keinesfalls Wörter wie *kein* oder *nicht* enthalten. Denn das Unterbewusstsein und das höhere Selbst können diese Negationen nicht verstehen und ignorieren sie, sodass es zu falschen beziehungsweise unerwünschten Ergebnissen kommen kann. Eine falsche Formulierung wäre daher beispielsweise: *Ich bin kein schlechter Zuhörer.* Das Unterbewusstsein blendet in diesem Fall das Wort *kein* aus und versteht nur: *Ich bin ein schlechter Zuhörer.* In dem vorliegenden Fall formulierst Du lieber die folgenden Worte: *Ich bin ein guter, empathischer Zuhörer.* Weitere Affirmationen für die Unterstützung Deines Vishuddha Chakras sind:

- »Ich bin völlig sicher und selbstbewusst in meiner Kommunikation.«
- »Ich bin eins mit meinem höheren Selbst.«
- »Ich bin stets ehrlich und spreche stets die Wahrheit in jeder Beziehung.«
- »Ich bin ein guter, liebevoller und respektvoller Gesprächspartner.«
- »Ich bin frei von Vorurteilen jeder Art, egal wogegen oder gegen welche Personen.«
- »Ich bin stets bereit, die Wahrheit zu sagen.«
- »Ich bin ein angenehmer und beliebter Gesprächspartner.«

Wie Du sicherlich bereits festgestellt hast, beginnen die Affirmationen oft mit den Worten *Ich bin*. Der Grund dafür ist, dass Dein Unterbewusstsein am schnellsten und besten auf all das reagiert, was Du als Ist-Zustand ausdrückst. Es hört Dir beim Sprechen der Affirmationen zu und erfüllt Dir Deinen Wunsch beziehungsweise arbeitet daran, damit dieser zum Ist-Zustand wird.

Ernährung für das Vishuddha Chakra

Die Natur bietet viele Dinge für die Aktivierung unserer Chakren und so auch für das Halschakra. Das fünfte Energiezentrum spricht am besten auf die folgenden Nahrungsmittel an:

- Suppen und Soßen mit einem hohen Anteil an frischem Gemüse.
- Frisches Obst in der Farbe Blau wie Blaubeeren, Brombeeren, Heidelbeeren oder Pflaumen.
- Reinigende Entlastungskost mit Samen wie zum Beispiel Wegerich-, Floh-, Brennnessel-, Chia- oder Leinsamen.
- Natürliche Süße von Fruchtsäften sowie Honig und Agavendicksaft.
- Tees von Kamille, Pfefferminze, Zitrone und Salbei. Bei Halsschmerzen helfen vor allem Eukalyptus, Teebaum, Sandelholz, Weihrauch, Salbei und Lavendel.

Neben den verschiedenen Nahrungsmitteln wirkt sich *bewusstes Essen und Trinken* überaus positiv auf Dein Halschakra aus. Extrem ungesunde oder stark kalorienreiche Kost kann dementsprechend zu einem Ungleichgewicht im fünften Chakra führen. Genauso wirkt *emotionales Essen*, wozu beispielsweise das *Frustessen* gehört, extrem schädlich auf das Wohlbefinden des Vishuddha Chakras. Mit Hilfe von *bewusstem Essen* und der Auswahl der richtigen Lebensmittel kannst Du diesem Ungleichgewicht aber schnell Abhilfe schaffen.

Das Wichtigste auf einen Blick

Namen	Vishuddha Chakra, 5. Chakra, Halschakra, Kelhkopfchakra
Lage	Im Bereich des Kehlkopfs und auf Höhe der Halswirbelsäule
Entwicklungsalter	29 - 35 Jahre
Lebensthemen	Zentrum der Kommunikation, Ausdruckskraft, Wahrheit, Authentizität
Zuordnung zum Körper	Hals, Kehlkopf und Rachenbereich sowie Augen, Ohren, Mund und Nase
Sinnesfunktion	Gehörsinn
Drüsen und Hormone	Schilddrüse: Thyroxin (T4), Tridthyronin (T3)
Mögliche Symptome	Beschwerden im Mund und Rachenraum, Halsschmerzen, Erkrankungen der Schilddrüse, Sprachstörung, starke Zurückhaltung, Schüchternheit, Passivität
Yoga-Asanas	Heuschrecke, Baum im Wind, Kamel, Bogen, Schulterstand
Edel- und Heilsteine	Blauer Beryll, Kyanit, Aquamarin, Howlith
Aromen und Düfte	Pfefferminze, Teebaum, Salbei, Holunder, Bergamotte, Eukalyptus, Lorbeer, Benzoe und Basilikum
Affirmation	»Ich bin ein aufmerksamer und empathischer Zuhörer.«
Ernährung	Bläuliche Früchte, Suppen, Saucen, Tees

Woche 6:

Das Ajna Chakra – das Dritte Auge

Kommen wir nun zum sechsten Chakra, und zwar dem Stirnchakra. Es wird auch als das »Dritte Auge« bezeichnet, da ihm die Fähigkeit des *wahren Sehens* zugeschrieben wird. Außerdem trägt es den spirituellen Namen Ajna Chakra, was übersetzt etwa so viel wie *ungetrübtes Wissen* bedeutet. Das Wort *Ajna* lässt sich in diesem Kontext mit *wahrnehmen* oder *erkennen* übersetzen, was die Bedeutung des Dritten Auges als universelles Symbol für Weisheit und Erkenntnis nochmal unterstreicht. Es ist für die sensitive Wahrnehmung und Intuition verantwortlich und stellt eine energetische Verbindung zwischen der Seele und dem Geist her. Je weiter es entwickelt ist, desto besser siehst und verstehst Du die Welt um Dich herum. Denn während Deine physischen Augen Dir die grobstoffliche Welt zeigen, kann Dein Drittes Auge Dir tiefe Einblicke in Dein *Innerstes* gewähren. Jene Dimension unseres Seins, die vielen Menschen normalerweise verborgen bleibt. Das ändert aber nichts an der Tatsache, dass sie existiert. Denn wir alle sind mehr als nur Körper und Gedanken. Darüber sind sich nahezu alle philosophischen Strömungen, spirituellen Schulen und religiösen Weltanschauungen einig.

Zudem ist das Ajna Chakra auch als »Triveni« bekannt, was für den *Zusammenfluss der drei Ströme* steht. Damit sind die drei feinstofflichen Energiekanäle Ida, Pingala und Sushumna gemeint. Wie Du bereits weißt, entspringen die drei Hauptnadis dem Wurzelchakra und arbeiten sich von dort aus zum Stirnchakra hinauf. Auf ihrem Weg entfaltet sich die kosmische Lebensenergie in unserem Körper und entwickelt sich schrittweise entlang der verschiedenen Chakren und ihrer zentralen Lebensthemen. Im sechsten Chakra angekommen, wird die aufsteigende Kundalini-Energie gebündelt und schließlich über den wichtigsten Energiekanal Sushumna Nadi an das siebte und letzte Chakra weitergeleitet, wo sie sich dann vollständig entfalten kann.

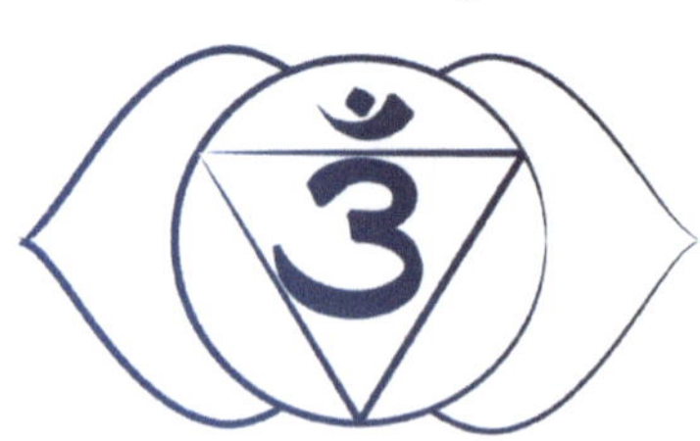

Die traditionelle Symbolik des sechsten Chakras spiegelt dies wider. Denn das Sinnbild des sechsten Chakras ist ein zweiblättriger Lotus mit einem nach unten gerichteten Dreieck. Während die zwei Blütenblätter symbolisch für die Nadis Ida und Pingala stehen, ist das nach unten gerichtete Dreieck ein allgemeines Zeichen für Spiritualität. Der Lotus steht weiterhin in Resonanz mit der Farbe Indigoblau, die Du Dir als einen tiefen Blauton mit einer violetten Note vorstellen kannst. In der Aura zeigt sich das Dritte Auge jedoch eher in einem Weißton, da das menschliche Auge Indigoblau nur begrenzt wahrnehmen kann. Das Ajna Chakra ist das einzige Chakra, das keinem konkreten Element zugeordnet wird.

Wo befindet sich das Ajna Chakra?

Wie der Name *Stirnchakra* bereits vermuten lässt, liegt das sechste Energiezentrum in der Mitte des Kopfes. Es befindet sich am Ende der Nasenwurzel beziehungsweise ein kleines Stückchen über den physischen Augen – zwischen den Augenbrauen – und reicht bis tief in Dein Gehirn hinein.

Was sind die zentralen Lebensthemen des Ajna Chakra?

Durch das Ajna Chakra kannst Du die Verbindung zu Deiner *inneren Stimme* und Deiner Intuition stärken. Die folgenden Lebensthemen spiegeln das spirituelle Sein des Menschen in all seinen Facetten wider:

- Geist und Seele,
- Selbsterkenntnis und Wahrnehmung,
- Weisheit und Klarheit,
- innere Führung und Intuition,
- göttliche Inspiration,
- Fantasie, Träume und Vorstellungskraft,
- Visualisierung, Telepathie und Hellsicht.

Ein intaktes Drittes Auge lässt Dich die Dinge klar und deutlich sehen und intensiv visualisieren. Es gibt Dir die Fähigkeit zur Telepathie und sogar zur Hellsicht. Denn jeder Mensch besitzt, unabhängig vom Grad seiner Spiritualität, eine feinstoffliche Wahrnehmung. Aus Angst vor dem Unbekannten lassen sich allerdings die wenigsten Menschen darauf ein und führen lieber ein *normales* Leben. Wer hingegen bereit ist, seine antrainierten Denk- und Wahrnehmungsmuster über Bord zu werfen und sich dem Mysterium des Lebens mit kindlicher Neugier und Offenheit zu widmen, dem wird die Möglichkeit offenbart, seine Existenz auf eine vollkommen neue Art und Weise zu hinterfragen und zu erleben.

Wann und wie entsteht ein Ungleichgewicht im Ajna Chakra?

Die Entwicklungszeit des Ajna Chakra liegt zwischen dem 35. und 42. Lebensjahr. Es markiert eine Zeit, die von zunehmender Erkenntnis und innere Klarheit geprägt ist. Wir hinterfragen unsere irdische Existenz und unsere Handlungen auf eine ganz besondere Art und Weise und suchen nach einem tieferen Sinn in den Dingen. Unsere Lebenserfahrung verschafft uns Zugang zu einer neuen Bewusstseins- und Wahrnehmungsebene, die uns gleichermaßen neue Zusammenhänge und alternative Perspektiven offenbart. Ganz konkret zeigt sich das oftmals darin, dass viele Menschen in dieser Phase ihre Lebens- und Freizeitgestaltung überdenken und anpassen. Während sich neue Interessen entwickeln, treten andere in den Hintergrund. Selbstverständlich ist das ein Prozess, der das ganze Leben über stattfindet. Nichtsdestotrotz ist diese Phase unserer Entwicklung in besonderem Maße davon geprägt.

Ein Ungleichgewicht im Ajna Chakra kann diesen Vorgang hemmen oder sogar vollständig zum Erliegen bringen. Die Ursache dafür liegt häufig in dem Glaubenssystem oder der Ideologie, in die wir hinein geboren werden und die uns bestimmte Denk- und Wahrnehmungsmuster anerzieht. Vor allem in der westlichen Welt wird Spiritualität und ihrer Entwicklung zu wenig beziehungsweise überhaupt keine Aufmerksamkeit geschenkt. Dementsprechend kommt ein gestörtes und unterentwickeltes Ajna Chakra hier überdurchschnittlich häufig vor. Schon im frühen Kindesalter wird uns beigebracht, dass alles, was man nicht messen, analysieren oder logisch erklären kann, faktisch nicht existiert. Solch ein

Weltbild überbetont das Denken mit dem Verstand, lehnt alles vermeintlich *Abnormale* ab und steht dem Spirituellen extrem kritisch oder sogar vollkommen intolerant gegenüber. Dies zeigt sich dann vor allem durch eine eher materielle, analytische und rationale Geisteshaltung. Man führt sein Leben in diesem Fall primär verstandesorientiert und ordnet seine natürliche Intuition dem objektiv ausgerichteten Verstand unter.

Welche physischen und psychischen Auswirkungen hat ein gestörtes Ajna Chakra?

Ist Dein Ajna Chakra geöffnet, dann bist Du ein außerordentlich fantasievoller, reflektierter und wahrheitsgetreuer Mensch. Es fällt Dir leicht, abstrakt zu denken, neue Blickwinkel einzunehmen und Entscheidungen zu treffen. Mit einem intakten Stirnchakra bist Du außerdem intelligent, präsent und lebst im Hier und Jetzt. Für Dich gibt es keine Zufälle und Du kannst Dir auch scheinbar übernatürliche und vermeintlich unlogische Ereignisse erklären. Du hast ein besonderes Gespür für die Stimmungen und Schwingungen Deiner Mitmenschen, was bis hin zu einer übersinnlichen Wahrnehmung und Auffassungsgabe reichen kann. Du kannst die Dinge so akzeptieren und hinnehmen, wie sie sind und damit das Alte loslassen, damit etwas Neues kommen kann. Dieses empfängst Du dann mit offenen Armen und völlig vorurteilsfrei. Deine spirituellen Erkenntnisse teilst Du gerne mit Deinen Mitmenschen, um ihnen zu helfen und auch ihr Leben damit zu bereichern. Möglicherweise hast Du sogar einen spirituellen Beruf oder eine spirituelle Berufung, der Du im Alltag nachgehst.

Dysbalancen im Stirnchakra zeigen sich oftmals durch Symptome im Kopfbereich. Denn durch seine Position ist das sechste Chakra auf der körperlichen Ebene eng mit den Augen, Ohren und der Nase sowie mit dem Gehirn und der Hypophyse (Hirnanhangdrüse) verbunden. Letztere nimmt einen großen Einfluss auf den Stoffwechsel und unseren Hormonhaushalt. Denn die Hirnanhangdrüse reguliert die Funktion alle anderen Drüsen im menschlichen Körper und garantiert ihr harmonisches Zusammenspiel. Eine Blockade kann sich daher in den folgenden körperlichen Symptomen manifestieren:

- Kopfschmerzen und Migräne,
- Schlafstörungen,
- Gehirnerkrankungen,
- Augen- und Ohrenleiden,
- chronischer Schnupfen und Nebenhöhlenentzündungen,
- Erkrankungen des Nervensystems,
- neurologische Störungen,
- Gedächtnisstörungen bis hin zu Demenz und Alzheimer,
- Epilepsie und Schlaganfälle.

Neben diesen physischen Symptomen kann sich ein verschlossenes Drittes Auge allen voran auf Deine psychische und seelische Gesundheit auswirken. Das liegt nicht zuletzt daran, dass Störungen im sechsten Chakra Deine mentale und spirituelle Wahrnehmung beeinflussen. Während eine Überaktivität zu Wahnvorstellungen und Realitätsverlust führen kann, ist eine Unterfunktion durch Unentschlossenheit, fehlender Entscheidungskraft oder der Unfähigkeit, sich auf andere Menschen einzustellen, geprägt. Weitere Anhaltspunkte für ein unharmonisches Ajna Chakra sind:

- Du hast keinen Sinn für das Mystische und Unerklärliche,
- Spiritualität hat wenig bis gar keinen Platz in Deinem Leben,
- Du bist verstandesorientiert und auf materielle Dinge fixiert,
- Du bist intolerant gegenüber allem, was nicht der Norm entspricht und was Du nicht sehen, greifen, analysieren oder erklären kannst,
- Gefühle von Ängsten und Sorgen breiten sich leicht bei Dir aus,
- Gedanken der Sinnlosigkeit und Verlorenheit kreisen in Deinem Kopf,
- Du leidest unter Konzentrations- und Lernschwächen,

- Du bist anfällig für bipolare, manisch-depressive oder Zwangsstörungen,
- Albträume, Wahnvorstellungen und Halluzinationen können Signale für ein aktiviertes, jedoch stark gestörtes Ajna Chakra sein.

Lebensfragen für das Ajna Chakra

Wenn Du Aufschluss über den Zustand Deines Ajna Chakras erlangen möchtest, kannst Du Dir folgenden Fragen stellen:

- Glaubst Du auch an Dinge, die Du nicht sehen oder logisch erklären kannst?
- Kannst Du Deine innere Stimme hören?
- Vertraust Du lieber den Dingen, die Du verstandesorientiert erklären kannst?
- Spürst Du, wenn Dich jemand anlügt?
- Nimmst Du auch Dinge wahr, die Du nicht sehen kannst?

Wenn Du diese Fragen mit *Nein* beantwortet hast, dann solltest Du den folgenden Seiten und der Arbeit mit Deinem Ajna Chakra große Aufmerksamkeit schenken.

Warum ist es so wichtig, das Ajna Chakra zu heilen?

Wenn Du Dich Deinem Ajna Chakra regelmäßig und liebevoll zuwendest, wird sich Deine Wahrnehmung spürbar positiv verändern. Dies könnte sich folgendermaßen äußern:

- Du erkennst die emotionalen und mentalen Strukturen Deiner Mitmenschen.
- Du kannst die Anwesenheit Deiner geistigen Helfer und andere feinstoffliche Energien besser wahrnehmen.
- Du kannst Dich besser vor negativen Energien schützen.

- Du kannst die Schwingungen von Tieren, Objekten und Menschen wahrnehmen und erkennen.
- Du kannst die energetischen Schwingungen all Deiner Chakren erspüren.
- Du kannst Heilenergien wie Prana oder heilende Erdenergie an Kraftorten erspüren.
- Du bist in der Lage, Deinen eigenen inneren Lehrer kennenzulernen.
- Du kannst die Verbindung zu Deinen Ahnen und Krafttieren stärken.

Die Arbeit mit Deinem Ajna Chakra

Wie alle Energiezentren in Deinem Körper ist das Ajna Chakra darauf angewiesen, dass es Teil einer harmonischen und funktionsfähigen Kette ist. Die Gesundheit der vorangegangenen Chakren ist also essenziell für das Wohlbefinden Deines sechsten Chakras. Ohne einen stetigen Energiefluss in den ersten fünf Energiezentren und der Auseinandersetzung mit ihren großen Themen kann sich Dein Drittes Auge nicht vollständig öffnen und den Prozess der (Selbst-)Erkenntnis anregen. Ist diese Voraussetzung aber erst einmal erfüllt, kannst Du Dich aktiv mit der Entwicklung des Stirnchakras beschäftigen. Die größte Herausforderung, die im Alltag damit einhergeht, ist das Zulassen Deiner Intuition. Denn wenn wir unserer Intuition freien Lauf lassen, dann können sich auch die Energien in unserem Ajna Chakra frei und ungehindert entfalten. Wie bereits zuvor erwähnt, leben wir jedoch in einer Welt, in der wir zunehmend darauf konditioniert werden, die Intuition und Emotionalität der Vernunft und dem Rationalen unterzuordnen. Schon Albert Einstein hat das erkannt, als er sagte:

»Der intuitive Geist ist ein heiliges Geschenk und
der rationale Verstand ein treuer Diener.
Wir haben eine Gesellschaft erschaffen,
die den Diener ehrt und das Geschenk
vergessen hat.«

Aber was genau versteht man eigentlich unter Intuition und wie lässt sie sich im Alltag fördern? Ein verständlicheres Wort für Intuition ist das *Bauchgefühl*. Passend zum sechsten Chakra könnte man aber auch vom *sechsten Sinn* sprechen. Ein innerer und sanfter Impuls, der Dir ein unmittelbares Verständnis von den Dingen oder einer Situation verleiht. Auch wenn er nicht rational zu erklären ist, weißt Du trotzdem, dass Du ihm voll und ganz vertrauen kannst. Dieser Impuls kann Dir im Alltag dabei helfen, die richtigen Entscheidungen zu treffen, toxische Beziehungen zu vermeiden und betrügerische Absichten Deiner Mitmenschen zu erkennen. Wann immer Du etwas instinktiv begreifst, ohne darüber nachzudenken, es hinterfragen zu müssen oder eine andere Meinung einzuholen, stehst Du in einer engen Verbindung mit Deiner Intuition und

Deinem Stirnchakra. Bei der Entstehung, Entwicklung und Verwirklichung dieses Gefühls wird die Wechselwirkung der verschiedenen Energiezentren noch mal sehr deutlich. Denn das Ajna Chakra steht in einer besonderen Beziehung mit dem Manipura Chakra. Wie Du bereits in Kapitel 3 gelernt hast, gibt es eine direkte Verbindung zwischen dem *Bauchgehirn* und unserem regulären Gehirn, die einen großen Einfluss auf unseren Gefühlshaushalt nimmt. Analog dazu existiert ein harmonisches Zusammenspiel zwischen dem Manipura und dem Ajna Chakra, das eine wichtige Rolle für unsere Intuition spielt.

Im Alltag kann sich unsere Intuition im Großen wie im Kleinen zeigen. Die Herausforderung liegt dann darin, den Impuls zu erkennen und ihm zu vertrauen, bevor sich der Verstand einschaltet und ihn unterdrückt. Nachfolgend findest Du ein paar typische Beispiele, die Dir eventuell bekannt vorkommen:

- Deine Intuition sagt Dir: »Du kannst dieser Person vertrauen«, aber Dein Kopf sagt Dir: »Das ist ein völlig Fremder!«
- Deine Intuition sagt Dir: »Die Beziehung ist eigentlich bereits am Ende«, aber Dein Kopf sagt Dir: »Ich will ihn oder sie nicht verletzen!«
- Deine Intuition sagt Dir: »Du weißt, dass dieser Job Dir nicht guttut«, aber Dein Kopf sagt Dir: »Du brauchst das Geld!«
- Deine Intuition sagt Dir: »Verfolge Deine Leidenschaft«, aber Dein Kopf sagt Dir: »Was sollen die anderen denken?«
- Deine Intuition sagt Dir: »Ich fühle mich wohl in meinem Körper«, aber Dein Kopf sagt Dir: »Das Gesellschaftsbild sieht anders aus!«

In solchen Momenten ist es wichtig, dass Du Deiner intuitiven Wahrnehmung vertraust und sie nicht direkt dem Rationalen und Analytischen unterordnest. Denn wenn Du das tust, dann verschließt Du Dein Drittes Auge vor Deiner *eigenen Wahrheit*. Mit Sicherheit hast Du auch schon solche Eingebungen in Deinem Leben gehabt. Die spannende Frage ist, ob Du Deiner *inneren Stimme* vertraut oder den Impuls ignoriert hast.

Wenn Du Deine Intuition stärken möchtest, musst Du lernen, Dich auf Deine *innere Stimme* einzulassen und ihr Dein Gehör zu schenken. Das machst Du am besten, indem Du Deine Wahrnehmung auf den Moment fokussierst. Versuche, die Dinge ohne eine vorgefertigte Meinung zu betrachten und löse Dich vom althergebrachten *Schubladen-Denken* und vorangegangenen Erfahrungen, die Du in Deinem Leben gemacht hast. Eine gesunde Skepsis ist in vielen Situationen selbstverständlich angebracht, aber achte gleichzeitig auch darauf, dass Du nicht in einen Zustand des ständigen Grübelns und Kopfzerbrechens verfällst und zum Sklaven Deiner Gedanken wirst. Versuche jeden Moment in seiner Einzigartigkeit mit Ruhe und Gelassenheit zu betrachten, ohne ein vorschnelles Urteil zu ziehen. All das wird Dir dabei helfen, dem Klang Deiner *inneren Stimme* zu folgen. Am besten funktioniert das, indem wir uns die Zeit für eine Meditation nehmen, weshalb wir die Arbeit mit Deinem Stirnchakra damit beginnen wollen.

Die Ajna-Meditation

Wie Du weißt, hast Du während einer Meditation die Möglichkeit, Dich mit Deinem höheren Selbst zu verbinden und den Verstand, Dein Ego und die Außenwelt völlig abzuschalten. Dieser Zustand ist essenziell und notwendig für die Arbeit mit Deinen Chakren. Ganz besonders wichtig ist er aber für die Harmonisierung Deines Ajna Chakras. Um die größtmögliche Wirkung der Meditation zu entfalten, gilt es die Dinge *loszulassen*. Der indische Philosoph und Guru *Osho* fasste die *Kunst des Loslassens* folgendermaßen zusammen: *»Loslassen bedeutet einfach kein Ziel, kein Verlangen, keine Sehnsucht, keine Vergangenheit, keine Zukunft – einfach nur hier sein in völliger Totalität, ertrinken in dieser Stille, ohne Widerstand. Es gibt keine Kunst, keinen Kniff, keine Methode; nur ein einfaches Verständnis.«*

Am besten nähern wir uns diesem Zustand durch die Praxis der Meditation. Dabei spielt es keine Rolle, ob es sich um eine Meditation für Anfänger oder Fortgeschrittene handelt. Genauso wenig ist die Dauer der Meditation von Bedeutung. Für eine erfolgreiche Energiearbeit musst Du auch kein Yogi sein oder Erfahrung mit verschiedenen Meditationstechniken haben. Das Vertrauen in die Praktik selbst und einfaches Visualisieren sind vollkommen ausreichend, um Dir die Vorteile der Meditation zunutze zu machen.

Die Ajna-Meditation – Unklarheiten beseitigen

- Nimm eine bequeme Sitzhaltung ein. Schließe Deine Augen und richte Deine volle Aufmerksamkeit auf das Ajna Chakra und bündle die Energie Deiner Gedanken und Emotionen auf diesen Punkt.
- Visualisiere dabei die Farbe Indigoblau, Dunkelblau oder Violett.
- Verbleibe einige Atemzüge in diesem Zustand und schiebe Deinen Fokuspunkt gedanklich weiter nach innen. Vertraue darauf, dass er seinen finalen Platz von alleine finden wird und verharre für einige Atemzüge in diesem Zustand.
- Löse den Punkt nun auf und lasse ihn sich langsam ausbreiten, bis er zunächst den gesamten Kopf umgibt und sich anschließend noch weiter ausdehnt.
- Mit jeder Ausatmung fühlst Du immer mehr Klarheit, während Du alle Unklarheiten Stück für Stück loslässt.
- Meditiere für 10 bis 15 Minuten oder länger, wenn Du das Bedürfnis dazu hast.
- Komme wieder zurück in Dein normales Bewusstsein, wenn es Dir Deine Intuition nahelegt. Atme bewusst lang und tief ein und spüre Deinen Körper bevor Du die Augen wieder öffnest.
- Nimm Dir die Zeit, die Du brauchst, um wieder aufzustehen und beende die Meditation.

Beachte, dass Du in dieser Meditation eventuell nicht nur auf Licht und Freude triffst, sondern unter Umständen auch mit Ängsten oder unschönen Erlebnissen konfrontiert wirst. Da das Dritte Auge ein sehr sensibler Bereich ist, solltest Du die Meditation für solch einen Fall nicht alleine beziehungsweise besser mit einem Meditationslehrer durchführen.

Die Ajna-Meditation – Himmel und Erde miteinander verbinden

- Komme im Hier und Jetzt an. Schließe Deine Augen, atme langsam und regelmäßig ein und wieder aus und lege Deinen Fokus auf Dein Drittes Auge.
- Visualisiere nun einen Buddha, ein geistiges Wesen oder einen anderen spirituellen Lehrer, der Dir vertraut ist. Stell Dir vor, dass er Dir auf gleicher Höhe gegenübersitzt.
- Visualisiere nun, wie diese Person oder das Wesen violettes Licht aus seinem Dritten Auge strömen lässt und auf Deines überträgt. Ihr habt nun eine klare Verbindung miteinander. Spüre, wie das violette Licht der Person oder des Wesens Dein Ajna Chakra reinigt und nichts als pure Klarheit hinterlässt. Atme während des kompletten Prozesses bewusst ein und aus.
- Lege Deine Aufmerksamkeit nun wieder auf Dich selbst und verweile für einige Augenblicke bei Deinem Ajna Chakra.
- Mit der nächsten Ausatmung bringst Du Deine Aufmerksamkeit von Deinem Ajna Chakra hinab zu Deinen Füßen. Verwurzle Dich beim Einatmen mit der Erde und spüre, wie Du eine tiefe Verbundenheit mit ihr aufbaust. Atme auch hier einige Male ein und wieder aus, spüre Deinen gesamten Körper und genieße das Gefühl der Klarheit.
- Wenn Du die Meditation beenden möchtest, atme noch dreimal ganz bewusst und tief ein und wieder aus. Verbeuge Dich innerlich vor Deinem Lehrer und zeige Dankbarkeit dafür, dass er Dich an seiner wertvollen Energie und seinem Wissen teilhaben ließ.

Mache diese Meditation regelmäßig und meditiere am besten täglich für ein paar Minuten auf Dein Ajna Chakra. Dadurch wirst Du nicht nur mehr Vertrauen in die eigenen Fähigkeiten entwickeln, sondern auch Deine Hellsichtigkeit und feinstoffliche Wahrnehmung fördern. Mit dieser solltest Du stets sorgsam umgehen. Sei stets gut geerdet und beachte, dass je weiter Deine Verbindung *nach oben* reicht, desto tiefer sollten auch Deine *Wurzeln* in den Boden reichen.

Asanas für das Ajna Chakra

Parsvottanasana – die Pyramide

Die Pyramide stärkt und dehnt den unteren Bereich des Rückens und regt gleichzeitig die Funktion der Leber, des Magens und des Gehirns an. Sie stärkt die Oberschenkel, Hüften, und Lendenmuskulatur und dehnt dabei die Waden und Adduktoren. Außerdem verleiht sie Dir körperliche und geistige Stabilität sowie Kraft und Gleichgewicht.

Schritt für Schritt:

- Du stehst aufrecht in der Berghaltung (Tadasana). Beide Füße stehen nebeneinander und Dein Körper ist locker und entspannt.
- Mache nun mit dem linken Fuß einen großen Ausfallschritt und positioniere die Hände auf den Hüften. Drehe den rechten beziehungsweise hinteren Fuß um 45 bis 60 Grad nach rechts. Deine Beine bleiben dabei gestreckt und die Füße drücken nach unten, damit die Fersen geerdet bleiben.
- Lehne den Oberkörper nun langsam und kontrolliert über das linkes Bein nach vorne. Die Beine sind weiterhin durchgestreckt. Du solltest nun eine deutliche Dehnung im vorderen Bein spüren.
- Sinke mit jedem Atemzug tiefer und die Dehnung und versuche, den Oberkörper noch weiter nach vorne sinken zu lassen. Ziel ist es, mit den Fingerspitzen den Boden berühren zu können.
- Bleibe für maximal 30 Sekunden in dieser Position und ziehe Dich anschließend langsam wieder nach oben. Lockere die Beine und wiederhole die Pyramide mit dem anderen Bein.

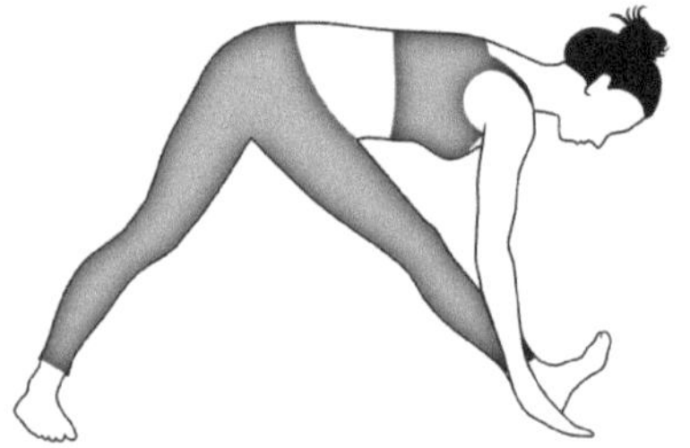

Janu Sirsasana – die Kopf-Knie-Haltung

Die Kopf-Knie-Haltung öffnet die Hüften und führt zur Entspannung der Rücken- und Nackenmuskulatur. Sie dehnt die hintere Oberschenkelmuskulatur und unterstützt die Verdauung sowie die Durchblutung der Bauchorgane. Außerdem wird der Blutdruck stabilisiert und Stress reduziert.

Schritt für Schritt:

- Ausgangsposition ist der Langsitz mit ausgestreckten Beinen.
- Winkele nun das rechtes Knie an, sodass Dein Fuß auf der Innenseite des linken Beines anliegt. Lasse Dein rechtes Knie dann so weit wie möglich zum Boden sinken.
- Beide Hälften Deines Gesäßes sollten den Boden berühren. Mit der nächsten Einatmung streckst Du beide Arme über den Kopf und lässt die Schultern tief herabsinken.
- Drehe Dich mit der Ausatmung in Richtung des ausgestreckten Beines, beuge Dich nach vorne und umfasse das gestreckte Bein mit beiden Händen.
- Sinke mit jedem Atemzug tiefer die Dehnung und bringe Deinen Kopf weiter in Richtung des Knies.
- Verweile für einige Atemzüge in dieser Position und genieße die Wirkung dieser Übung.
- Löse die Haltung anschließend Wirbel für Wirbel und wiederhole die Kopf-Knie-Haltung mit dem anderen Bein.

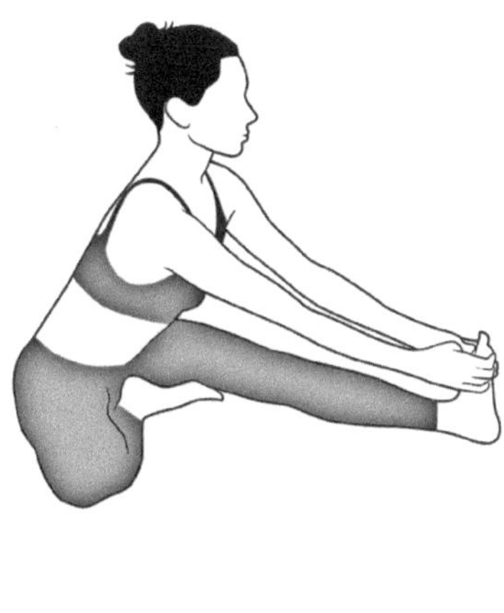

Ardha Matsyendrasana – der Drehsitz

Der Drehsitz konzentriert sich auf Deine Rückennerven und Rückenbänder, wodurch Rückenschmerzen, Muskelverspannungen und Hüftschmerzen gelindert werden können. Er hilft außerdem dabei, Nieren, Leber und Milz zu beleben.

Schritt für Schritt:

- Ausgangsposition ist der Langsitz. Der Rücken ist aufrecht und die Wirbelsäule gerade.
- Stelle nun Deinen rechten Fuß an die Außenseite des linken Knies. Dein linkes Bein bleibt gestreckt und gerade auf dem Boden liegen.
- Mit der nächsten Ausatmung drehst Du den Oberkörper sanft um die eigene Achse nach rechts. Stütze Deinen linken Ellbogen auf das rechte Knie und erhöhe langsam und kontrolliert die Dehnung. Deine rechte Hand kannst Du hinter dem Gesäß auf dem Boden aufstützen.
- Genieße diese Haltung für einige Atemzüge und löse die Spannung dann langsam auf. Wiederhole den Drehsitz mit jedem Bein zwei- bis dreimal.

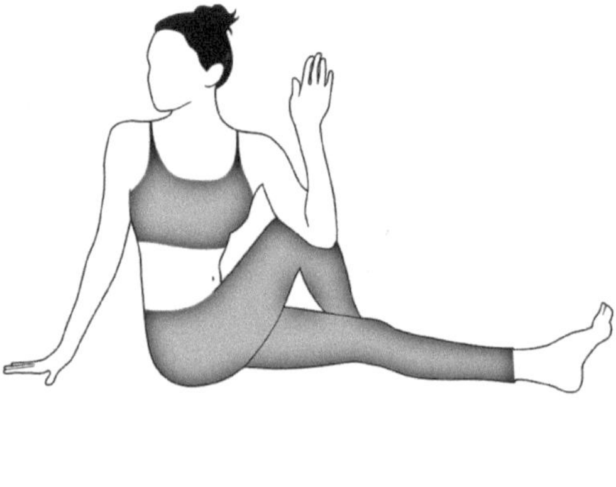

Vrikshasana – der Baum

Der Baum bringt Körper und Geist wieder in Einklang und fördert somit das innere Gleichgewicht. Er steigert Dein allgemeines Wohlbefinden und hilft Dir dabei, Stress und Angstgefühle zu reduzieren.

Schritt für Schritt:

- Begib Dich in einen stabilen Stand und verlagere das Gewicht auf einen Fuß.
- Hebe den anderen Fuß vom Boden ab und wandere an der Innenseite des Standbeins nach oben. Falls nötig, kannst Du den Fuß mit Hilfe der Hände ausrichten, um so weit wie möglich nach oben zu kommen.
- Um mehr Stabilität zu erhalten, drücke mit dem Oberschenkel gegen den Fuß und spanne das Gesäß an.
- Lege die Handflächen vor der Brust in der Gebetshaltung zusammen und führe sie anschließend so weit wie möglich über den Kopf.
- Verweile für fünf bis sechs tiefe Atemzüge in dieser Position und wiederhole die Übung danach mit dem anderen Bein.

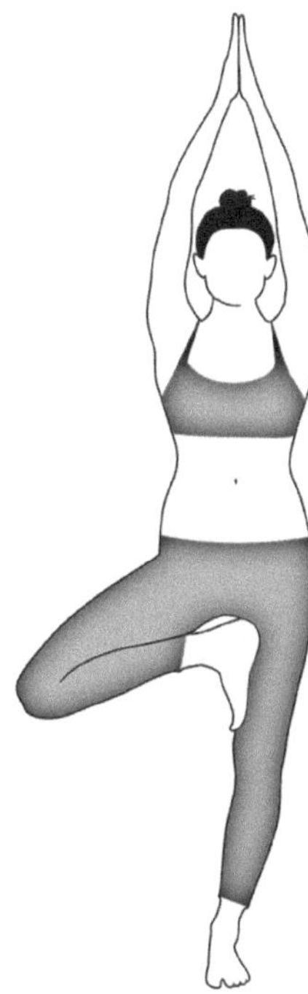

Garudasana – der Adler

Diese Übung öffnet mit den sogenannten *Adler-Armen* den Schulterbereich und die Schulterblätter. Außerdem stärkt sie die Beine, Knöchel und Waden und wirkt Krampfadern entgegen. Das Zusammenpressen und Anspannen der Arme und Beine regt nämlich Deinen Blutkreislauf an und wirkt entgiftend sowie revitalisierend auf den Körper.

Schritt für Schritt:

- Ausgangsposition ist die Berghaltung (Tadasana).
- Verlagere das Gewicht nun auf den rechten Fuß und kreuze den linken mit dem rechten Oberschenkel. Ziel ist es, den linken Fuß hinter der rechten Wade einzuhaken.
- Falls Deine Mobilität dies noch nicht zulassen sollte, ist das kein Grund zur Sorge. Denn auch, wenn Dein linker Fuß nur frei in der Luft schwebt, profitierst Du von der Arbeit an Deinem Gleichgewicht und der Stärkung des Unterkörpers.

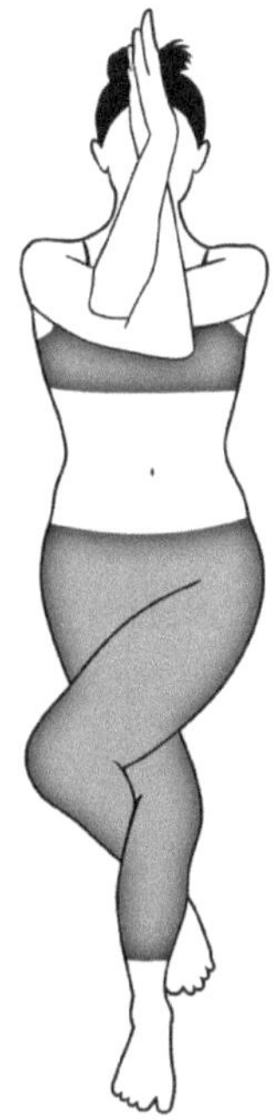

- Kreuze als Nächstes die Arme und bringe den linken Ellbogen über den rechten. Die Hände befinden sich auf Höhe des Gesichts und die Handflächen berühren einander und bilden somit den *Schnabel des Adlers*.
- Versuche, die Haltung für fünf Atemzüge aufrecht zu halten und löse sie dann langsam und kontrolliert auf. Wiederhole die Übung nun mit dem anderen Bein.

Stirnchakra-Asanas

Unterstütze Deine Selbstheilungskräfte

Neben den verschiedenen Asanas und Meditationen gibt es zahlreiche weitere Möglichkeiten, um das Ajna Chakra positiv zu beeinflussen. Dazu gehört der Einsatz von Heilsteinen, die Aromatherapie, die Verwendung von Affirmationen sowie eine geeignete Ernährung.

Edel- und Heilsteine für das Ajna Chakra

Dein Ajna Chakra reagiert positiv auf die entsprechenden Edelsteine beziehungsweise auf ihre heilenden Schwingungen. Sobald Du einen passenden Heilstein gefunden hast und ihn verwendest, geht er mit Deinem Ajna Chakra in Resonanz. So kann der Stein die Schwingung Deines Chakras erhöhen und mögliche Blockaden auflösen. Die folgenden Heilsteine tragen die dem Ajna Chakra zugewiesenen Farben Violett bis Indigoblau und haben einen besonders positiven Einfluss auf das Dritte Auge:

- **Sodalith:** Der Sodalith fördert das emotionale Gleichgewicht und beruhigt den Strom unserer Gedanken. Wenn Du Dich in einer anhaltenden Schleife von negativen Gedanken befindest, ist der Sodalith die richtige Wahl für Dich.
- **Lapislazuli:** Der Lapislazuli ist der Stein des Bewusstseins. Er stimuliert die Energien im Dritten Auge und erleichtert den Zugang zu höheren Bewusstseinsebenen. Er öffnet Dir neue Perspektiven und verbindet Dich mit Deiner inneren Stimme.

- **Dumortierit:** Der Dumortierit fördert einen Zustand von Entspannung und Harmonie. Er ist ausgezeichnet für schwierige Situationen geeignet, in denen Du Ruhe und Gelassenheit sowie einen kühlen Kopf bewahren musst.
- **Azurit:** Der Azurit erleichtert die Meditation und stärkt Deine Hellsichtigkeit und Intuition. Die Schwingungen des dunkelblauen Kristalls sollen die Hirnfunktionen stimulieren und die Gedächtnisleistung erhöhen.

Chakra-Heilsteine

Aromen und Düfte für das Ajna Chakra

Wie Du mittlerweile gelernt hast, haben verschiedene Aromen und Düfte einen unterschiedlichen Einfluss auf Dich, Deine Gemütslage und Deine Emotionalität. Während manche Düfte eher als anregend und belebend wahrgenommen werden, wirken andere kühl und schwer. Analog dazu transportieren Deine Chakren ebenfalls Emotionen und Gefühle durch den Körper. Es liegt daher auf der Hand, diese beiden Dinge miteinander zu verbinden, um die größtmögliche Wirkung für Körper und Geist zu erzielen. Aromen, die Du dafür nutzen kannst und die mit Deinem Ajna Chakra in Resonanz stehen sind Minze, Zitronengras, Weihrauch, Zedernholz, Fichte, Veilchen, Mastix, Kampfer und Wacholder. Diese Öle helfen Dir dabei, Dein Ego schlafen zu legen und den Geist zu öffnen. Außerdem fördern sie intuitives Denken und verbessern die Konzentration. Damit wirken sie optimal, um Dich bei einer Meditation, einer Visualisierung und der Öffnung Deines sechsten Chakras zu unterstützen. Genau wie beim Vishuddha Chakra bietet es sich an, mit Hilfe einer Duftlampe oder einem Diffuser zu arbeiten, um den Duft gleichmäßig im gesamten Raum zu verteilen.

Raumduft für das Ajna Chakra:

- 2 Tropfen Weihrauchöl
- 1 Tropfen Salbeiöl
- 1 Tropfen Zitronengrasöl

Vermische 2 Tropfen Weihrauchöl und je 1 Tropfen Salbei- und Zitronengrasöl mit der vorgegebenen Menge Wasser und gib das Ganze in eine Duftlampe oder einen Diffuser.

Affirmationen und Bestätigungen für das Ajna Chakra

Bei Affirmationen arbeitest Du mit Deinem Unterbewusstsein zusammen. Denk daran, dass sie immer positiv formuliert sein müssen und keine Negationen wie *nicht* oder *kein* enthalten dürfen, da Dein Unterbewusstsein diese Wörter nicht verstehen kann. Sage die verschiedenen Affirmationen mehrmals täglich auf, um ihre heilende Wirkung bestmöglich zu entfalten. Hilfreich für das Ajna Chakra sind beispielsweise die folgenden Affirmationen:

- »Ich kann mein inneres Licht spüren.«
- »Ich habe eine fließende Fantasie.«
- »Ich kann meine innere Stimme laut und deutlich hören.«
- »Ich verstehe von Tag zu Tag mehr Zusammenhänge.«
- »Ich spüre Unendlichkeit.«
- »Ich finde meine innere Mitte und meine Pole sind vereint.«
- »Ich kenne und verstehe das Wesentliche.«

Am besten suchst Du Dir drei bis fünf Affirmationen aus, die sich für Dich stimmig anfühlen. Spreche sie Dir beim Spazieren gehen wie ein Mantra im Geist vor. Lasse sie innerhalb einer Meditation einfließen oder sage sie Dir zu festen Zeiten siebenmal auf. Wichtig ist, dass Du Dich in diesen Affirmationen wiederfindest und überzeugt von ihnen bist. Stell Dir vor, wie es sich anfühlt, wenn das gewünschte Gefühl zur Realität wird. Schneller als Du denkst, wirst Du Veränderungen in Deinem Leben oder in Deiner Kommunikation feststellen. Das ist dann ein Zeichen dafür, dass Du erfolgreich an einer Störung Deines Ajna Chakras gearbeitet hast.

Ernährung für das Ajna Chakra

Die korrekte Ernährung kann den Energiefluss im Ajna Chakra stimulieren, wodurch es besser und harmonischer schwingt. Die geeigneten Lebensmittel zur positiven Beeinflussung des sechsten Chakras sind grundsätzlich bläulich, ähnlich denen des Halschakras. Darüber hinaus stärken Johanniskraut, Holundertees, Melisse, Veilchen und Augentrost die Funktion des Ajna Chakras. Zudem gehören dunkle Schokolade und Koffein sowie Beeren und Omega3-Fettsäurenreiche Nahrungsmittel wie Fisch und Nüsse zu den stärkenden Lebensmitteln.

Das Wichtigste auf einen Blick

Namen	Ajna, Drittes Auge, 6. Chakra
Lage	Zwischen den Augenbrauen am Ende der Nasenwurzel
Entwicklungsalter	36 - 42 Jahre
Lebensthemen	Intuition, Erkenntnis, Willenskraft, Fantasie
Zuordnung zum Körper	Augen und Gehirn
Sinnesfunktion	Intuition (6. Sinn)
Drüsen & Hormone	Hypophyse: Gesamter Hormonhaushalt
Mögliche Symptome	Kopfschmerzen, Migräne, Schlafstörung, Neurologische Störungen, Gedächtnisstörung, Konzentrations- und Lernschwäche, Aberglaube, Verwirrung, Sehschwäche
Yoga-Asanas	Pyramide, Kopf-Knie-Haltung, Drehsitz, Baum, Adler
Edel- & Heilsteine	Lapislazuli, Sodalith, Dumortierit, Azurit
Aromen & Düfte	Minze, Zitronengras, Weihrauch, Zedernholz, Fichte, Veilchen, Mastix, Kampfer und Wacholder
Affirmation	»Ich kenne und verstehe das Wesentliche.«
Ernährung	Beerenfrüchte, dunkle Schokolade, blau-violettes Gemüse und Früchte

Woche 7:

Das Sahasrara Chakra – das Tor zur Spiritualität

Das Sahasrara beziehungsweise Kronenchakra ist das siebte Energiezentrum und steht sinnbildlich für das *Heimkommen*. Das mag nun wie das Ende einer langen Reise klingen, ist im Prinzip aber das genaue Gegenteil. Denn im Sahasrara liegt das Tor zur spirituellen Welt und damit der Zugang zu Deinem *höheren Selbst*. Es repräsentiert die Verbindung mit dem Kosmos und den Zustand vollkommener Glückseligkeit und wahrer Erleuchtung (Ananda). Es ist das, wonach wir tief im Innersten am allermeisten streben und zu dem wir uns unser gesamtes Leben lang hingezogen fühlen. Dieser Zustand der inneren Harmonie wird auch in dem Begriff »Samadhi« zusammengefasst: Das Einssein mit sich selbst und dem Universum und die tiefe Verbundenheit mit allen lebenden Dingen. Als letztes Chakra des oberen Dreiecks ist es das spirituellste Energiezentrum von allen und stellt den Gegenpol zum Wurzelchakra dar. Denn während das erste Chakra für das Urvertrauen zum eigenen Körper und der materiellen Welt steht, symbolisiert das letzte Chakra das Vertrauen in eine spirituell-kosmische Dimension und unsere Seele.

Aus dem Sanskrit übersetzt bedeutet *Sahasrara* so viel wie *tausend* oder *tausendfach*, was sich in der Symbolik des violetten und tausendblättrigen Lotus widerspiegelt. Die Zahl ist allerdings nicht wörtlich zu nehmen, sondern steht vielmehr sinnbildlich für das *Unzählbare* und das *Unbegrenzte*. Im weiteren Sinne sind damit die unendlichen Erfahrungen und Möglichkeiten gemeint, die sich dem Menschen offenbaren, sobald er die letzte Stufe der spirituellen Entwicklung erreicht hat. Die Farbe violett wird mit der Spiritualität selbst und dem mystischen und geheimnisvollen assoziiert. Außerdem repräsentiert sie die Verbindung aus dem irdischen Rot und dem himmlischen Blau.

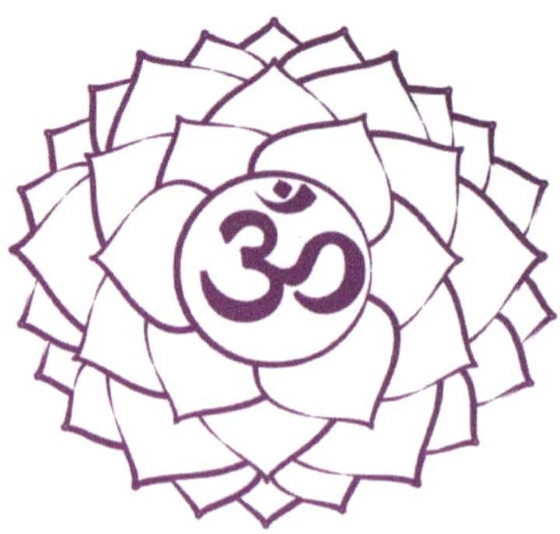

Wo befindet sich das Sahasrara Chakra?

Das Kronenchakra befindet sich über dem Scheitel des Kopfes, weshalb es auch als das Scheitelchakra oder Scheitelzentrum bezeichnet wird. Es unterscheidet sich grundlegend von den anderen Chakren, da es sich außerhalb beziehungsweise oberhalb des physischen Körpers befindet. Ungeachtet dessen ist das siebte Chakra über Sushumna Nadi, dem wichtigsten Energiekanal des feinstofflichen Körpers, mit den anderen Chakren verbunden. Der Aufstieg der Kundalini-Energie findet im Sahasrara seinen Zenit und steht für die Vollendung der spirituellen Entwicklung des Menschen. Der Zugang zu Deinem Kronenchakra ist dabei deutlich schwieriger zu erreichen, als der Zugang zu Deinen anderen Chakren. Denn die Vorarbeit, die Du bei Muladhara bis Ajna geleistet hast, ebnet oder verschließt Dir eben diesen Weg zur Öffnung Deines letzten Chakras. Wenn die Bewusstseinsenergie der Kundalini bereits an früherer Stelle ins Stocken gerät, dann kann sich das menschliche Potenzial gar nicht erst entfalten.

Was sind die zentralen Lebensthemen des Sahasrara Chakra?

Das Kronenchakra spielt eine übergeordnete und besondere Rolle für unser Leben und das System der sieben Chakren. Als Quelle unserer spirituellen Fähigkeiten dient es nicht nur unserer inneren Führung, sondern ebenfalls der Interaktion und Kommunikation mit dem Universum. Und genau das spiegelt sich auch in den zentralen Lebensthemen des Kronenchakra wider:

- Innerer Frieden und Glückseligkeit,
- Vollendung und Erleuchtung,
- Zugang zu höheren Bewusstseinsebenen,
- Einheit und Verbundenheit aller Dinge,
- Einssein mit dem Universum,
- Bewusstsein jenseits der physischen Welt,
- Selbstverwirklichung und Erkenntnis,
- spirituelle Freiheit und Entwicklung,
- Göttlichkeit und Vollkommenheit.

Schnell wird deutlich, dass viele dieser Aspekte nicht alleinstehend, sondern nur im Kontext eines großen Ganzen betrachtet werden können. Denn anders als die zentralen Themen von Muladhara bis Ajna, können die Aspekte des Sahasrara nicht direkt, sondern nur indirekt angesprochen und bearbeitet werden.

Wann und wie entsteht ein Ungleichgewicht im Sahasrara Chakra?

Das Kronenchakra markiert die letzte Phase der Sieben-Jahreszyklen im Alter von 43 bis 49 Jahren und fokussiert sich in besonderem Maße auf Deine spirituelle Entwicklung und die Verbundenheit mit dem Universum. In der Vollendung des kosmischen Bewusstseins wachsen die Themen der darunterliegenden Chakren in einem Gefühl der universellen Verbundenheit zusammen. Das Sahasrara Chakra kann seine kosmische Kraft daher nur dann entfalten, wenn die darunterliegenden Chakren in Einklang stehen, frei von Störungen sind und ein starkes Fundament bilden. Es ist daher dringend davon abzuraten, das Kronenchakra ohne Berücksichtigung der ersten sechs Chakren zu bearbeiten. Denn ein zwanghafter und einseitiger Fokus auf Dein letztes Energiezentrum ist zum Scheitern verurteilt und kann im schlimmsten Fall in einem Zustand der Wirklichkeitsflucht, depressiven Episoden und Verwirrungszuständen gipfeln.

Mit der Vollendung des 49. Lebensjahrs findet dann auch der erste Lebenszyklus der sieben Chakren sein Ende. Der Entwicklungsstand eines jeden Einzelnen von uns kann zu diesem Zeitpunkt sehr unterschiedlich ausfallen und mehr oder weniger stark ausgeprägt sein. Ab dem 50. Lebensjahr beginnt der Zyklus dann von neuem und richtet unsere Aufmerksamkeit zunächst wieder auf das Muladhara Chakra. Deine persönliche Reise beginnt aber keineswegs wieder bei *Punkt Null*. Denn durch all die Erfahrungen, all das Wissen und all die Auseinandersetzungen mit den großen Lebensthemen Deiner sieben Chakren verfügst Du nun über ein (Selbst-)Bewusstsein und eine tiefe Erkenntnis, die Dir 49 Jahre zuvor noch nicht zur Verfügung stand. Einen dritten Zyklus der sieben Chakren erleben heutzutage nur die wenigsten Menschen.

Welche physischen und psychischen Auswirkungen hat ein gestörtes Sahasrara Chakra?

Mit einem aktiven und ausgeglichenen Kronenchakra stellt sich ein Gefühl der Harmonie und des Friedens in Deinem Leben ein. Du spürst die Existenz und die Verbundenheit mit einer höheren Macht, die alles umgibt und auf einer übergeordneten Ebene miteinander verbindet. Diese Erkenntnis lässt Dich einen Blick auf das große Ganze werfen und die wirklich wichtigen Zusammenhänge des Lebens erkennen. Du gehst frei und unbeschwert durch den Alltag und bist von einem tiefen Gefühl der Zufriedenheit, Dankbarkeit und des Vertrauens erfüllt. Universelle Liebe und Wertschätzung gegenüber Dir selbst und gegenüber Deinen Mitmenschen prägen Dein Handeln und Denken. Außerdem hast Du das Gefühl, Deine Bestimmung und Deine Aufgabe in dieser Welt genaustens zu kennen. Der harmonische Einklang der sieben Chakren führt dazu, dass sie ihre besonderen Eigenschaften und Qualitäten auf einem ganz neuen Level entfalten können.

Ein gestörtes Sahasrara Chakra spiegelt immer eine Unausgewogenheit der darunterliegenden Chakren wider. Wie Du bereits weißt, reichen die Ursachen dafür von einem stresserfüllten und unsteten Lebenswandel über ungelöste Traumata bis hin zu stark limitierenden Glaubenssätzen und selbstsabotierenden Verhaltensweisen, die tief in uns verankert sind. Im Falle einer energetischen Unterfunktion des siebten Chakras ist Dein Geist von jeglicher Spiritualität abgekoppelt. Es scheint, als hättest Du Deinen inneren Kompass verloren, was sich durch soziale Isolation, Einsamkeit und starke Introvertiertheit äußern kann. Du hast Schwierigkeiten, eine Verbindung zu Deinen Mitmenschen aufzubauen und fühlst Dich in dieser Welt fehl am Platz. Das alles mündet oftmals in einer starken Antriebslosigkeit, pessimistischen und depressive Gedanken sowie einem starken Gefühl von Misstrauen und allgemeiner Skepsis. Auf der körperlichen Ebene kann sich solch eine Unterfunktion durch Symptome zeigen, die eng mit dem Gehirn und dem gesamten Nervensystem in Verbindung stehen. Diese reichen von einer Immunschwäche über psychosomatische und chronische Erkrankungen bis hin zu einem Ungleichgewicht der Zirbeldrüse und des Hormonhaushalts.

Wenn das Kronenchakra hingegen überaktiv strahlt, dann zeigt sich das im genauen Gegenteil. Ein obsessiver Hang zur Spiritualität, der dogmatische und krankhafte Züge annehmen kann. Ein einseitiger Fokus, der allem Fremden unaufgeschlossen gegenübersteht und in einem Zustand der Gleichgültigkeit und Entfremdung gipfelt. Nicht selten formen sich dadurch selbstzerstörerische Tendenzen, die von Egoismus und Narzissmus über Materialismus und Gier bis hin zu starker Verwirrung und einem Verlust der (Selbst-)Wahrnehmung reichen. Du lebst immer seltener im Hier und Jetzt und bist gedanklich in der Vergangenheit oder Zukunft verhaftet. Diese Form der Welt- und Realitätsflucht kann sich dann in einer Abschottung von unseren körperlichen Empfindungen und weltlichen Belangen manifestieren.

Lebensfragen für das Sahasrara Chakra

Die folgenden Fragen können Dir Aufschluss über den Zustand Deines Kronenchakras geben und sind ein erster Anhaltspunkt für dessen Gesundheit:

- Hast Du manchmal das Gefühl, die Kontrolle über Dein Leben zu verlieren?
- Fragst Du Dich oft, welcher Sinn hinter Deinem Leben steht?
- Fühlst Du Dich häufig überwältigt und machtlos?
- Bist Du Dir über Deine Lebensaufgabe und Bestimmung im Unklaren?
- Neigst Du dazu, in der Vergangenheit zu schwelgen, anstatt im Hier und Jetzt zu leben?
- Ist das Konzept der göttlichen Führung und einer höheren Macht nur schwer für Dich greifbar?
- Zweifelst Du an der Existenz Deiner Seele?
- Stehst Du jeder Form von Spiritualität skeptisch oder sogar zynisch gegenüber?

Wenn Du einige dieser Fragen davon mit *Ja* beantwortet hast, dann kann das auf ein gestörtes Kronenchakra hinweisen.

Die Arbeit mit Deinem Sahasrara Chakra

Die Arbeit mit Deinem Kronenchakra ist eine Lebensaufgabe und nichts, was von heute auf morgen geschieht. In einer Welt, in der es oftmals darum geht, auf dem schnellsten und auf dem kürzesten Weg an sein Ziel zu gelangen, kann das auf den ersten Blick ziemlich abschreckend wirken.

Mit Sicherheit kennst Du das Sprichwort »Der Weg ist das Ziel«. Wahrscheinlich ist es Dir sogar schon so oft untergekommen, dass Du es als belanglose Floskel abgehakt hast. Dennoch beschreibt es den Weg zu Deinem Kronenchakra und die Reise über die Grenzen des eigenen Ichs auf nahezu perfekte Art und Weise. Denn die Entfaltung des siebten Chakras ist kein Sprint, sondern ein Marathon. Ein anhaltender (Lern-)Prozess, dem Du Dich Dein ganzes Leben lang unterziehst. Er ist geprägt von Durchhaltevermögen, der Arbeit an Dir selbst und der Auseinandersetzung mit den großen Themen des Lebens, um die beste Version Deiner Selbst zu werden. Das Ziel dieser Reise sollte also nicht das bloße *Ankommen* sein, sondern ein ständiges Bewusstsein darüber, das Beste aus Deiner Reise herauszuholen. Wer mit Offenheit und Achtsamkeit durch den Alltag geht und jeden Moment in seiner Einzigartigkeit schätzt, ist auf dem richtigen Weg zu einem Leben voller Glück und Zufriedenheit. Denn auf diese Weise ist keine Bemühung umsonst und das Leben selbst Belohnung genug.

Asanas für das Sahasrara Chakra

Im Laufe der vorangegangenen Kapitel hast Du bereits verschiedene Asanas und Übungen kennengelernt, um Deine Chakren gezielt anzusprechen. Wie bereits an anderer Stelle erwähnt, ist eine gewisse Abfolge beziehungsweise Aneinanderreihung dieser Übungen durchaus sinnvoll.

Nachfolgend findest Du daher zwei Vorschläge für Yoga-Sequenzen, die Du so gerne in Deinen Alltag einbauen und durchführen kannst:

1. Yoga-Sequenz

- Tadasana – die Berghaltung
- Vrksasana – der Baum im Wind
- Anuvittasana – die stehende Rückbeuge
- Uttanasana – die stehende Vorwärtsbeuge
- Virabhadrasna I – der Krieger I
- Shavasana – die Totenhaltung

2. Yoga-Sequenz

- Tadasana – die Berghaltung
- Malasana – die Gebetshaltung
- Majariasana und Bitilasana – Katze und Kuh
- Adho Mukha Svanasana – der herabschauende Hund
- Bhujangasana – die Kobra
- Anahatasana – die Haltung des Herzens
- Phalakasana – die Plank Pose
- Shalabhasana – die Heuschrecke
- Shavasana – die Totenhaltung

Generell können solche Yoga-Sequenzen je nach Yoga-Schule, Yoga-Stil und dem beabsichtigten Trainingszweck sehr unterschiedlich ausfallen. Denn die Verbindung der verschiedenen Übungen zu einer ganzheitlichen und effektiven Sequenz ist eine kleine Wissenschaft für sich. Letztlich solltest Du das Thema aber nicht zu kompliziert angehen und zunächst erstmal Deine eigenen Erfahrungen sammeln. Schnell wirst Du feststellen, was Dir guttut und funktioniert und was eben nicht. So kannst Du dann schrittweise Deine eigene Praxis und Deine eigene Routine entwickeln.

Kronenchakra Sequenzen

Die Sahasrara-Meditation

Neben den physischen Übungen sind Visualisierungen und Meditation ein effektives Instrument, um Deine spirituelle Verbindung zum Kosmos anzuregen und Deinem höheren Selbst näherzukommen. Da das Sahasrara Chakra die Verschmelzung und Synchronisation aller anderen Chakren beziehungsweise Farben symbolisiert, kannst Du Dir dafür am besten ein helles, weißes oder violettes Licht aus purer Energie vorstellen.

Schritt für Schritt

- Begib Dich in eine bequeme Meditationshaltung mit gekreuzten Beinen und geradem Rücken. Lege die Hände in den Schoß, während die Handflächen nach oben zeigen.
- Schließe die Augen, lasse den Atem langsam und gleichmäßig werden und bring die Aufmerksamkeit allmählich zur Position Deines Kronenchakras.
- Visualisiere den tausendblättrigen Lotus an der Krone Deines Kopfes und spüre, wie er sich langsam und sanft öffnet.
- Fokussiere diesen Punkt und stell Dir vor, wie reines, weißes Licht mit jeder Ein- und Ausatmung durch den Scheitel Deines Kopfes strömt. Lasse es frei und ungehindert durch Dich hindurchfließen, damit es jede Zelle des Körpers erreichen und energetisieren kann.
- Bleibe so lange mit diesem Gefühl verbunden, wie es sich angenehm und richtig anfühlt.
- Bevor Du die Meditation zum Abschluss bringst, wiederhole die folgende Affirmation einige Male: »Ich ehre das Göttliche in mir.«

Unterstütze Deine Selbstheilungskräfte

Hochschwingende Edelsteine, Aromen und Düfte sowie eine besondere Auseinandersetzung mit dem Thema Ernährung können Dir dabei helfen, einen Zugang zu Deiner eigenen Spiritualität zu entdecken.

Edel- und Heilsteine für das Sahasrara Chakra

Heilsteine, die mit dem Kronenchakra resonieren, sind violett oder weiß. Violett ist die Farbe der Spiritualität und hat die stärkste Schwingungsfrequenz im Lichtspektrum der Farben. Heilsteine mit dieser Farbe verleihen Dir ein inneres Gefühl der Einheit und Verbundenheit. Weiße Heilsteine werden ebenfalls oft mit dem Kronenchakra assoziiert und stehen sinnbildlich für die Reinheit, Vollkommenheit und Unschuld.

- **Ametrin:** Der Ametrin vereint die positiven Eigenschaften von Amethyst und Citrin. Er fördert die Harmonie von Körper und Geist und energetisiert gleichzeitig jeden Bereich des Körpers.
- **Amethyst:** Der Amethyst fördert die geistige Klarheit und unterstützt Dich dabei, die Ursachen des eigenen Ungleichgewichts zu verstehen.
- **Rosenquarz:** Der Rosenquarz hat eine beruhigende Wirkung auf Körper und Geist. Er fördert das Selbstvertrauen und hilft dabei, Sorgen, Ängste und negative Emotionen loszulassen.
- **Saphir:** Der weiße Saphir steht wie kaum ein anderer Stein für die Spiritualität und die Verbindung mit dem Göttlichen. Er ist auch bekannt als der Stein des Wohlstands, der positive Dinge anzieht.

Chakra-Heilsteine

Aromen und Düfte für das Sahasrara Chakra

Hochschwingende Aromen und Düfte tragen hervorragend zur Stärkung des Kronenchakras bei und sind eine wichtige Ergänzung bei der Praxis der verschiedenen Asanas und Meditationen. Verwende ätherische Öle, die Ruhe und Gelassenheit fördern und gleichzeitig die Verbindung zu Deinem Inneren stärken. Typische spirituelle Düfte wie Weihrauch, Myrrhe, Neroli, Rosenholz, Palisanderholz, Sternanis, Vetiver, Patschuli oder Zeder sind besonders geeignet, um Dein Ego zum Schweigen zu bringen, damit Dein Geist sich in Ruhe entfalten kann. Die folgende Mischung kannst Du in einem Diffuser mit der empfohlenen Menge Wasser verdampfen, um Dein siebtes Chakra zu unterstützen.

Raumduft für das Sahasrara Chakra:

- 2 Tropfen Weihrauchöl
- 2 Tropfen Zedernholzöl
- 2 Tropfen Lavendelöl
- 2 Tropfen Zitronenöl
- 1 Tropfen Vetiveröl

Eine weitere Möglichkeit, um den gesamten Körper und alle Chakren zu Energetisieren ist ein aromatisches Duftbad mit ätherischen Ölen. Die folgende Mischung wirkt harmonisierend und ausgleichend auf den Körper, reduziert Stress und lindert geistige Erschöpfung.

Aromatisches Duftbad für das Sahasrara Chakra:

- 3 Tropfen Rosenöl
- 3 Tropfen Geranienöl
- 3 Tropfen Salbeiöl
- 3 EL Honig oder Agavensirup

Vermische alle Zutaten in einem warmen Bad und entspanne für mindestens 15 bis 20 Minuten, damit die ätherischen Öle ihre volle Wirkung entfalten können.

Affirmationen und Bestätigungen für das Sahasrara Chakra

Affirmationen sind ebenfalls eine großartige Möglichkeit, um das Kronenchakra anzusprechen. Am besten baust Du sie in Deine tägliche Routine ein, um eine beständige und spirituelle Achtsamkeit zu schaffen. Mögliche Affirmationen für das Kronenchakra sind:

- »Das Licht nährt mein ganzes Wesen.«
- »Alles, was ich brauche, ist in mir.«
- »Ich bin göttlich geführt.«
- »Ich bin auf dem richtigen Weg.«
- »Ich bin ein göttliches Wesen.«
- »Ich werde von einer höheren Macht geführt.«
- »Ich bin mit der Weisheit des Universums verbunden.«

Ernährung für das Sahasrara Chakra

Das Kronenchakra steht in einer ganz besonderen Verbindung zu unserer Ernährung. Denn während die anderen sechs Chakren durch die Aufnahme bestimmter Nahrungsmittel in ihrer Funktion unterstützt werden können, erfordert das siebte Chakra eine spirituelle Auseinandersetzung mit dem *Akt des Essens* als solchem. Im Fokus davon sollten Dankbarkeit und Hingabe stehen, die am besten durch eine Periode der Enthaltung von bestimmten Speisen, Getränken oder Genussmitteln erreicht werden können, sprich: Fasten. Der bewusste Verzicht auf Nahrungsmittel erhöht nicht nur die Wertschätzung gegenüber den alltäglichen Dingen, sondern hilft außerdem dabei, den Körper zu entgiften und zu entschlacken. Bereits relativ kurze Fastenfenster von 24 bis 36 Stunden bieten dem Körper eine Gelegenheit zur Erholung, stärken die Geisteskraft und können für mehr Energie im Alltag sorgen. Da diese Form der Ernährung allerdings nicht für jeden geeignet ist, gibt es unterschiedliche

Varianten. Zu den sanfteren Fastenformen zählen Saft-Fasten, Reis-Fasten und Obst-Fasten. Intensivere Fastenkuren, die sich nur auf die Aufnahme von Flüssigkeit beschränken, sind deutlich anspruchsvoller. Dazu zählen beispielsweise Wasser-Fasten, Tee-Fasten und Gemüsebrühe-Fasten. Solch eine Fastenkur sollte nur mit dem nötigen Wissen oder medizinischer Begleitung durchgeführt werden.

Das Wichtigste auf einen Blick

Namen	Kronenchakra, Scheitelzentrum, Sahasrara, 7. Chakra
Lage	Oberhalb des Kopfes am Scheitel
Entwicklungsalter	43 - 49 Jahre
Lebensthemen	Spiritualität, Selbst-verwirklichung, Erleuchtung
Zuordnung zum Körper	Keine Zuordnung zum physischen Körper
Sinnesfunktion	Losgelöst von allen Sinnesfunktionen
Drüsen & Hormone	Zirbeldrüse: Gesamter Hormonhaushalt
Mögliche Symptome	Immunschwäche, Nervenleiden, Erschöpfung, Verwirrung, Welt- und Realitätsflucht, Unzufriedenheit, Isolation, Einsamkeit, Gefühl der »Leere«, geistige Erschöpfung, Negativität, Pessimismus
Yoga-Asanas	Meditation
Edel- und Heilsteine	Amethyst, Ametrin, Rosenquartz, Saphir
Aromen und Düfte	Weihrauch, Myrrhe, Neroli, Rosenholz, Palisanderholz, Sternanis, Vetiver, Patschuli, Zeder
Affirmation	»Ich werde von einer höheren Macht geführt.«
Ernährung	Fastenkuren, Entgiftung und Entschlacken

3. Die innere Haltung

Du hast nun vieles über die sieben Energiezentren Deines Körpers gelernt. Du kennst ihre physischen und psychischen Einflussbereiche und weißt um die Wirkung und zentralen Lebensthemen der jeweiligen Chakren. Du hast erfahren, wie sich Störungen äußern können und wie Du diese beseitigen kannst, um Deinen Energiehaushalt im Gleichgewicht zu halten. Auf der folgenden Übersicht findest Du nochmal eine Zusammenfassung, die das Wichtigste auf einen Blick zu allen sieben Chakren für Dich bereithält.

Die sieben Chakren

Wie schon an verschiedenen Stellen in diesem Buch erwähnt, können all die verschiedenen Übungen, Meditation und Hilfsmittel ihre volle Wirkung nur dann entfalten, wenn Du Dich auf sie einlässt. Eine essenzielle Voraussetzung für die Arbeit mit Körper, Geist und Seele sowie den feinstofflichen Energien ist eine positive und lebensbejahende Grundeinstellung. Denn wenn Negativität und anhaltender Stress wie eine dunkle Wolke über uns schweben, werden wir uns nie ungehindert entfalten können und zu uns selbst finden.

Wie Du bereits gelernt hast, leitet sich der Begriff Yoga vom Sanskrit-Wort »Yuj« ab, was *vereinen* oder *verbinden* bedeutet. Genau wie die anderen Hilfsmittel soll es Dich auf dem Weg zu Deiner inneren Mitte und der Verbindung von Körper, Geist und Seele begleiten. Was Du an dieser Stelle aber eventuell noch nicht weißt, ist, dass Yoga auch *Trennung* oder *Befreiung* bedeuten kann. Also die Trennung von jeglicher Negativität und die Loslösung von all dem, was uns daran hindert unbeschwert, unbekümmert und wahrhaftig frei zu sein. Diese Form der Freiheit erlangst Du nicht, indem Du Dir teure Yoga-Hosen kaufst, extravagante Retreats buchst oder einen beeindruckenden Kopfstand perfektionierst und online postest. Alles, was Du dafür benötigst, ist die richtige Einstellung. Bereits vor über 2.200 Jahren definierte der indische Gelehrte Patanjali einen achtgliedrigen Pfad, der zur Befreiung und einem Zustand der inneren Harmonie führen soll. Im Kern seines »Yoga Sutra« (Yoga = verbinden, Sutra = Leitfaden) steht genau so eine positive und lebensbejahende Grundeinstellung, die uns bei der Selbstverwirklichung und einem glücklichen und erfüllten Leben unterstützen kann:

1. Yama – die Selbstkontrolle

Die erste Disziplin des Yoga Sutra bezieht sich auf unsere Moralvorstellungen und die eigenen ethischen Standards im Umgang mit unseren Mitmenschen. Sie besteht aus insgesamt fünf Geboten:

- **Gewaltlosigkeit:** Rücksicht, Mitgefühl und Behutsamkeit gegenüber allem Leben praktizieren.
- **Wahrhaftigkeit:** Ehrlichkeit und Aufrichtigkeit in Gedanken, Worten und Handlungen.
- **Nicht-Stehlen:** Das dritte Gebot geht über die materielle Ebene hinaus und bezieht sich ebenfalls auf Gier, Neid und Missgunst.
- **Enthaltsamkeit:** Oft mit dem totalen Verzicht jeglichen Genusses gleichgesetzt, geht es um einen maßvollen und bewussten Konsum.
- **Nicht-Horten:** Besinnung auf das Wesentliche anstelle von rücksichtslosem Streben nach Besitz.

2. Niyama – die Selbstdisziplin

Während die erste Disziplin sich auf unsere Umwelt konzentriert, beschreiben die Niyamas die Hingabe und Achtsamkeit gegenüber dem eigenen Körper und Geist:

- **Reinheit:** Körperliche und geistige Gesundheit in allen Aspekten.

- **Genügsamkeit:** Innere Zufriedenheit gegenüber dem, was uns auf materieller, geistiger und körperlicher Ebene zuteil wird.
- **Selbstdisziplin:** Die Leidenschaft und das *innere Feuer*, das uns antreibt, die Herausforderungen in unserem Leben zu bewältigen.
- **Selbstreflexion**: Die stetige Auseinandersetzung mit den eigenen Grenzen und Möglichkeiten.
- **Urvertrauen:** Der Glaube an etwas Größeres und die Hinwendung zum Göttlichen.

Die Niyamas dienen der Persönlichkeitsentwicklung und können als moralischer und ethischer Kompass verstanden werden. Dabei stehen die fünf Aspekte in einer engen Beziehung mit den Koshas, die ebenfalls vom physischen Aspekt schrittweise zu unserer inneren Essenz führen.

3. Asana – die Körperhaltung

Asanas bilden den körperlichen und dritten Aspekt auf dem Weg zur Freiheit.

4. Pranayama – die Kontrolle des Atems

Die Beherrschung des Atems reichert den Körper mit der kosmischen Lebensenergie Prana an und stärkt die Verbindung von Körper und Geist.

5. Pratyahara – der Rückzug der Sinne

Nachdem über die Asanas der Körper und über Pranayama der Atem beherrscht wird, folgt nun mit Pratyahara die Kontrolle der Sinne. In diesem Stadium bemühen wir uns bewusst darum, uns der Reizüberflutung der äußeren Welt zu entziehen und unsere Aufmerksamkeit auf unser Innerstes zu lenken. Dies ermöglicht uns, einen Schritt zurückzutreten und einen Blick auf uns selbst und das große Ganze zu werfen.

6. Dharana – die Konzentration

Die Praxis des Pratyahara schafft die Rahmenbedingungen für die sechste Stufe des Yoga Sutra. Nachdem wir den Geist fokussiert und von jeglicher Ablenkung befreit haben, können wir ihn voll und ganz auf einen Punkt fixieren. Die lückenlose und ununterbrochene *Ein-Punkt-Konzentration* kann sich zum Beispiel auf einen Bereich des Körpers, ein Chakra oder die Atmung konzentrieren.

7. Dhyana – die Meditation

Dhyana beschreibt die wahrhaftige Meditation, also die Fähigkeit, eine Verbindung zwischen sich selbst und höheren Bewusstseinsebenen herzustellen. Voraussetzung dafür ist, dass die unteren Stufen des Yoga Sutra beherrscht werden.

8. Samadhi – die Selbstverwirklichung

Die Vollendung des achtgliedrigen Pfads ist der Zustand der reinen Glückseligkeit. Es ist die Verwirklichung des höheren Selbst und das, wonach wir tief im Innersten am allermeisten streben: Frieden und Freiheit der Seele.

Patanjali‘s achtgliedrigen Pfad ist alt, aber mit Sicherheit nicht veraltet. Denn viele der Grundsätze sind bis heute aktuell oder lassen sich ohne Probleme auf die heutige Zeit übertragen, um den Herausforderungen des Alltags mit mehr Gelassenheit und Achtsamkeit zu begegnen. Dabei geht es nicht darum, sein Leben akribisch und krampfhaft an den acht Disziplinen auszurichten, um somit im Zweifelsfall noch mehr Stress zu erzeugen. Vielmehr sollte Patanjali's Philosophie als das gesehen werden, was es ist: Ein Leitfaden, den es für sich persönlich zu interpretieren gilt und den man auf die eigene Lebenssituation anpassen kann. Genau wie Deine Chakren und die verschiedenen Schichten Deines Körpers bilden die acht Disziplinen eine untrennbare Einheit auf dem Weg zur Selbsterkenntnis. Und genau wie die Arbeit mit Deinen Chakren ist der achtgliedrige Pfad ein wundervolles Sinnbild für die persönliche Reise und die täglichen Bemühungen an uns selbst zu arbeiten, Schritt für Schritt besser zu werden und über uns hinauszuwachsen. Als Zustand der vollkommenen inneren Harmonie und Verwirklichung eines höheren Selbst ist die letzte Stufe *Samadhi* ein wunderbares Ziel. Die Reise dorthin ist mit all ihren kleinen Erfolgen, überwundenen Hürden und Etappensiegen aber mindestens genauso wertvoll, wenn nicht noch viel wertvoller.

In diesem Sinne möchte ich Dir zum Abschluss – genau wie zu Beginn dieses Buches – ein herzliches *Namasté* mit auf den Weg geben, um Dir zu danken, Deinem göttlichen Funken die Ehrerbietung zu erweisen und Dich willkommen zu heißen.

Namasté in der Welt der Chakren!

Wie hat Dir das Buch gefallen?

Liebe Leserin, lieber Leser,

schön, dass Du Dich für dieses Buch entschieden und es bis hier hin geschafft hast.

Über ein persönliches Feedback, ob Dir dieses Buch gefallen hat, würde ich mich sehr freuen. Fragen, Anregungen und Kritik sind dabei jederzeit herzlich willkommen und können direkt an die [m.gollan@gmx.de] gerichtet werden. Jede Mail wird zeitnah und persönlich beantwortet.

Darüber hinaus wäre es sehr schön, wenn Du Dir 1 Minute Zeit für eine Bewertung nehmen würdest. Das kann direkt im Bereich »Meine Bestellungen« und »Bewertung abgeben« erfolgen.

Literaturverzeichnis

Bücher

Butterworth, L. (2019): Die Kraft der Steine - 70 Heilsteine, ihre Wirkung und Anwendung. Dorling Kindersley (München)

Cantele, L.; Purchon, N. (2017): Aromatherapie und ätherische Öle : über 400 Rezepte für Beauty, Gesundheit und Ihr Zuhause . TRIAS (Stuttgart)

Chang, D. (1999): Mit Händen heilen. Schmerzfrei, gesund und fit durch Berührung und Fingerdruck. Südwest (München).

Desikachar, T.K.V. (2000): Über Freiheit und Meditation. Theseus (Berlin)

Digest, R. (2014): Aromatherapie – Gesundheit, Duft und Wohlbefinden. Das Beste (Stuttgart).

Feliz Carrasco, B. (2006): Chakra Yoga – Das komplette Programm zur Vitalisierung und Heilung der Energiezentren (1. Auflage). Südwest (München).

Govinda, K. (2006): Chakra Praxisbuch – Spirituelle Übungen für Gesundheit, Harmonie und innere Kraft (2. Auflage). Wilhelm Goldmann (München).

Govinda, K. (2016): Aura Praxisbuch – Energiekörper wahrnehmen und heilen (1. Auflage). Irisiana (München).

Hackenberg, B.; Skuban R. (2017): Das Chakra-Yoga Praxisbuch (2. Auflage). Aquamarin (Grafing).

Itzler, L. (2014): Das Chakra Buch – Energie und Heilkraft der feinstofflichen Körper (9. Auflage). Innenwelt (Köln).

Labacher, J. (2015): Heilsteine – 50 Steine und ihre therapeutische Anwendung für Körper und Seele. Irisiana (München)

Lewis Paulson, G. (2004): Das Kundalini und Chakra Handbuch – Die Erweckung der Kundalini-Kraft als Weg zur spirituellen und persönlichen Entwicklung (5. Auflage). Windpferd (Aitrang).

Manuchehri, M. (2012): Praxisbuch der Chakraheilung. Heyne (München).

Middendorf, Katharina (2017): Das kleine Chakren-Handbuch. Gräfe & Unzer (München).

Mourlane D. (2014): Resilienz. BusinessVillage (Göttingen).

Myss C. (2000): Chakren - die sieben Zentren von Kraft und Heilung. Droemer Knaur (München)

Peschek-Böhmer, F.; Schreiber G. (2009): Heilsteine: von Amethyst bis Zirkon – die wichtigsten Steine mit ihren heilthreapeutischen Wirkungen und Anwendungen. Südwest (München).

Sharamon, S. (2007): Das Chakra-Handbuch – Vom Verständnis zur praktischen Anwendung. Windpferd (Aitrang).

Skuban, R. (2011): Patanjalis Yogasutra – Der Königsweg zu einem weisen Leben. Arkana (München).

Trökes, A. (2012): Die Sieben Schätze des Yoga. Gräfe & Unzer (München).

Tubali, S. (2019): Entdecke deine Chakra-Persönlichkeit. mvg (München).

Waesse, H.; Kyrein, M. (2016): Yoga für Einsteiger Gräfe & Unzer (München).

Zimmermann, E. (2013): Aromatherapie für Sie – Duftpflaster und Seelentröster: Die besten Öle zum Entspannen, Anregen und Heilen. TRIAS (Stuttgart).

Internetquellen & Online-Publikationen

A Spiritual Master explains what „letting go“ really means and why most people get it wrong (Hackspirit). https://hackspirit.com/mindfulness-expert-reveals-letting-go-really-means-can-practice/ (02/03/21).

Alle sieben Jahre ändert sich das Leben (Lifepr). https://www.lifepr.de/pressemitteilung/seelmann-bieber-trainings/Alle-sieben-Jahre-aendert-sich-das-Leben/boxid/205643 (14/02/21).

Ätherische Öle & Chakren – 3. Solarplexus Chakra (Yogarocks). http://www.yogarocks.de/solarplexus-chakra/ (15/02/21).

Ätherische Öle für das Kronenchakra – Sahasrara (Yogarocks). http://www.yogarocks.de/kronenchakra/ (27/03/21)

Aura (PremaYoga). https://premayoga.ch/wissensbasis/aura/ (08/02/21)

Ayurveda a Brief Introduction and Guide (The Ayurvedic Institute). https://www.ayurveda.com/resources/articles/ayurveda-a-brief-introduction-and-guide (16/01/21)

Chakra 101: Chakras (YogiApproved). https://www.yogiapproved.com/om/chakra-system-introduction/ (24/02/21)

Chakra Healing: 9 Ways to heal your chakras. (Mindvalley). https://blog.mindvalley.com/chakra-healing/ (25/01/21).

Chakra Nutrition (Ideafit). https://www.ideafit.com/nutrition/chakra-nutrition (03/02/21)

Chakra-Ernährung (Chakra108). https://www.chakra108.de/chakra-ernaehrung (03/02/21)

Chakrageschichten Teil 6: Ajna Chakra (Yogazeit). https://www.yogazeit.at/chakrageschichten-teil-6/ (28/02/21).

Chakra-Healing (Charmsoflight). https://www.charmsoflight.com/chakra-healing (25/02/21)

Chakra-Yoga – Die 7 Chakren (Tint). https://tintyoga.com/de/magazine/chakra-yoga/ (04/01/21)

Das Dritte Auge: Schlüssel zu deiner Intuition (einfachganzleben). https://www.einfachganzleben.de/meditation-achtsamkeit/dritte-auge-intuition (17/03/21).

Das fünfte Chakra: Vishuddha – Das Halschakra (Yogaeasy). https://www.yogaeasy.de/artikel/das-fuenfte-chakra-vishudda-das-halschakra (25/03/21).

Das Herzchakra (Blumen des Lebens). https://www.blumen-des-lebens.de/herzchakra (10/02/21).

Das Kronenchakra (Blumen des Lebens). https://www.blumen-des-lebens.de/kronenchakra/ (19/03/21).

Das Sakralchakra (Blumen des Lebens). https://www.blumen-des-lebens.de/sakralchakra/ (03/01/21).

Das sechste Chakra: Ajna (Yogaeasy). https://www.yogaeasy.de/artikel/ajna-das-stirnchakra-das-sechste-chakra (18/03/21).

Die 7 Hauptchakren. – 2. Chakra, das Sakralchakra (Lichtkreis). https://www.lichtkreis.at/wissenswelten/chakren-wissen/sakralchakra/ (23/01/21).

Das siebte Chakra (Yogaeasy). https://www.yogaeasy.de/artikel/das-siebte-chakra-sahasrara-das-kronenchakra (07/03/21).

Das Solarplexus- und das Herzchakra (spirituell-leben). https://spirituell-leben.org/solarplexus-chakra-herzchakra/#Bedeutung_des_Solarplexus_Chakra (02/02/21).

Das Stirnchakra & Kronenchakra (spirituell-leben). https:/spirituell-leben.org/stirnchakra-drittes-auge-kronenchakra/ (03/21).

Das vierte Chakra: Anahata – Das Herzchakra (Yogaeasy). https://www.yogaeasy.de/artikel/das-vierte-chakra-anahata-chakra-das-herz-chakra (14/02/21).

Das Wurzelchakra (Glücksplanet). http://gluecksplanet.com/chakra-serie-das-wurzelchakra-anker-herkunft-und-halt/ (04/01/21)

Das Wurzel- und Sakralchakra (spirituell-leben). https://spirituell-leben.org/das-wurzelchakra-und-das-sakralchakra/ (11/02/21).

Definition: Feinstofflich (AnthraWiki). https://anthrowiki.at/Feinstofflich#Materielle_Welt_.2F_Physische_Welt (04/01/21)

Definitions des Begriffs „Sanskrit“ (Wikipedia). https://de.wikipedia.org/wiki/Sanskrit (05/01/21)

Der Ultimative Chakra Guide: Manipura Chakra (Happymindmagazine). https://happymindmagazine.de/der-ultimative-chakra-guide-manipura-chakra/ (02/02/21)

Die 7 Hauptchakren. – 1. Chakra, das Wurzelchakra (Lichtkreis). https://www.lichtkreis.at/wissenswelten/chakren-wissen/wurzelchakra/ (11/02/21)

Die 7 Hauptchakren. – 3. Chakra, das Solarplexuschakra (Lichtkreis). https://www.lichtkreis.at/wissenswelten/chakren-wissen/solarplexuschakra/ (11/02/21)

Die Chakras im Überblick (Yogaeasy). https://www.yogaeasy.de/artikel/sieben-auf-einen-streich (04/01/21)

Die Yoga-Vollatmung (YogaDaily). https://www.yogaimtaeglichenleben.at/system/die-%C3%BCbungsstufen/die-yoga-vollatmung (11/01/21).

Eating to balance your chakras (Chopra). https://www.chopra.com/articles/eating-to-balance-your-chakras (17/03/21).

Halschakra – Chakra für Kommunikation, Unabhängigkeit, Intuition (Heilsteine Ratgeber). https://www.heilsteine-ratgeber.net/chakren/halschakra.html (22/03/21).

Halschakra (Chakren.net). Kronenchakra (Chakren.net). https://www.chakren.net/chakra/kronenchakra/ (24/03/21)

Halschakra: 4 Wege gegen sinnloses Schwätzen (Asanayoga). https://www.asanayoga.de/halschakra/ (11/03/21).

Koshas and Aura (Yoga Sadhana). https://www.yoga-sadhana.org/aura-and-koshas.html (14/02/21)

Kronenchakra (Chakren.net). https://www.chakren.net/chakra/kronenchakra/ (17/03/21)

Lebensphasen (Chakra108). https://www.chakra108.de/lebensphasen (06/03/21).

Meditating with the crown chakra (YogaInternational). https://yogainternational.com/article/view/meditating-with-the-crown-chakra (13/03/21).

Meditation auf das 3. Auge: Hör auf deine Intuition (Lotuscrafts). https://www.lotuscrafts.eu/blogs/blog/meditation-auf-das-3-auge-hor-auf-deine-intuition (14/03/21).

Meditation Halschakra (Chakren.net). https://www.chakren.net/chakra-meditation/halschakra/ (21/03/21).

Mit diesen Tipps gleichst du dein Solarplexuschakra aus! (Bitto). http://www.bitto.at/mit-diesen-tipps-gleichst-du-dein-solarplexuschakra-aus-2/ (13/02/21).

Nadis – Energiekanäle des Lebens (Yogaeasy). https://www.yogaeasy.de/artikel/nadis-energiekanaele-des-lebens (16/01/21)

Pancha Koshas (Yogaeasy). https://www.yogaeasy.de/artikel/pancha-koshas-die-schichten-huellen-koerpers (07/02/21)

Prana (YogaVidya). https://wiki.yoga-vidya.de/Prana (04/01/21)

Self-Love versus Egoism (Iamsilence). https://www.iaminsilence.com/self-love-versus-egoism/ (04/02/21)

Solarplexuschakra (Heilsteine Ratgeber). https://www.heilsteine-ratgeber.net/chakren/solarplexuschakra.html (02/02/21).

Solarplexuschakra (Chakren.net). https://www.chakren.net/chakra/solarplexus-chakra/ (02/02/21).

Solarplexuschakra: 4 Wege für mehr Mut und Willenskraft (Asanayoga). https://www.asanayoga.de/solarplexuschakra-mut-und-willenskraft/ (13/03/21).

Solfeggio Frequencies and the Chakras (WestCoastYoga). https://www.westcoastyogaperth.com/2020/06/30/solfeggio-frequencies-and-the-chakras/ (02/02/21)

Stirnchakra (Chakren.net). https://www.chakren.net/chakra/stirnchakra/ (03/03/21).

The Chakra-Based Diet (Goop). https://goop.com/wellness/health/the-rainbow-diet/ (09/02/21)

The Flow of Prana (Himalayan Institute). https://www.himalayaninstitute.org/wisdom-library/the-flow-of-prana-nadis-chakras-and-kundalini/ (11/01/21)

The Nadi System (The Modern Vedic). https://themodernvedic.com/life/nadis-network-body/ (07/02/21).

The Nadis and Chakras (Vajrasati). https://www.vajrasatiyoga.co.uk/nadis-and-chakras (14/02/21).

Thyroid and the throat chakra (Mindful Health). http://mindfulhealth.biz/blog/thyroid-throat-chakra (13/03/21).

Unser Herz Chakra (PopUpYoga). http://www.popupyoga.ch/blog/2017/7/20/anahata-chakra (14/02/21).

Vier einfache und effektive Yoga-Atemübungen (Personalfitness). https://www.personalfitness.de/lifestyle/528 (06/01/21)

Was bedeutet Namasté? (YogaWorld). https://yogaworld.de/nachgefragt-was-bedeutet-eigentlich-namaste/ (03/01/2021)

Was sind Chakren? (Spiritual Science Research Foundation). https://www.spiritualresearchfoundation.org/de/spirituelle-forschung/kundalini-chakren/was-sind-chakren/ (05/01/21)

What is Prana? (Fitsri). https://www.fitsri.com/articles/what-is-prana (05/01/21)

What you need to know about the manipura chakra (Doyou). https://www.doyou.com/what-you-need-to-know-about-the-manipura-chakra-23854/ (04/02/21).

Wurzelchakra – Lebenskraft und Urvertrauen (Heilsteine Ratgeber). https://www.heilsteine-ratgeber.net/chakren/wurzelchakra.html (02/02/21)

4. Chakra- Herzchakra (Anahata). https://www.hexenladen-hamburg.de/chakren/4-chakra-herzchakra-anahata/ (14/02/21).

5 Signs Your Chakras Are out of Balance (Chopra). https://chopra.com/articles/5-signs-your-chakras-are-out-of-balance-and-how-to-test-them (17/02/2021)

7 Chakras: Mystical Dimensions oft he Body's Seven Chakras (ISHA). https://isha.sadhguru.org/global/en/wisdom/article/7-chakras-mystical-dimensions-body-seven-chakras (05/01/21)

7. Chakra- Kronenchakra (Hexenladen). https://www.hexenladen-hamburg.de/chakren/7-chakra-kronenchakra-sahasrara/ (14/03/21).

ISBN 978-3-7541-2467-3
www.epubli.de